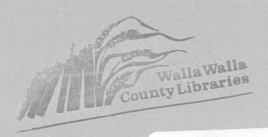

# masaje

## RÁPIDO Y FÁCIL

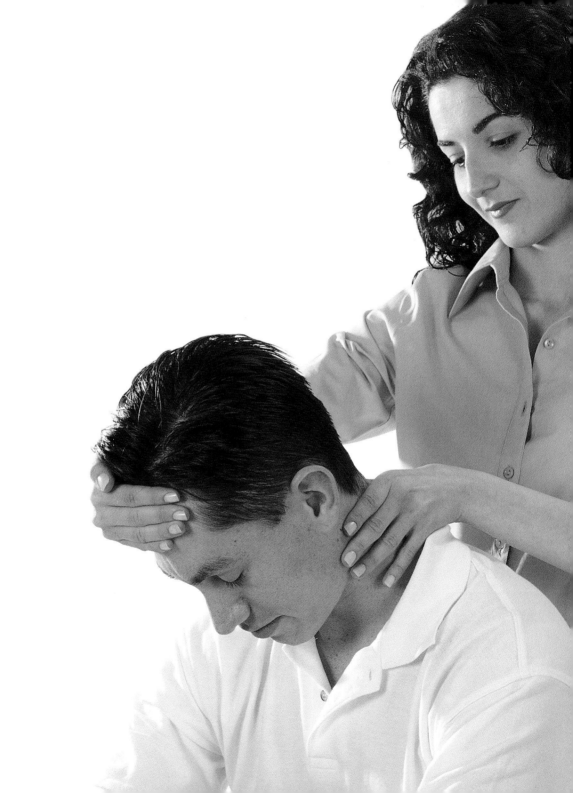

# masaje
## RÁPIDO Y FÁCIL

Alivie la tensión de inmediato
con masajes efectivos

NITYA LACROIX

**VERGARA**
GRUPO ZETA

Barcelona • Bogotá • Buenos Aires • Caracas • Madrid • México D.F. • Montevideo • Quito • Santiago de Chile

*A mi hermana Mary*

## Nota

Este libro no pretende ser una guía de diagnóstico o tratamiento para problemas graves de salud;
por favor consulte con un médico si tiene cualquier duda sobre su estado de salud.
El autor y el equipo editorial no se hacen responsables de los posibles contratiempos
que pueden afectar al lector como consecuencia de la información que contiene la obra.

Título original: *Quick-Fix Massage*
Autor: Nitya Lacroix
Traducción: Irene Saslavsky
Diseño de cubierta: Chris Duggan

© 2002, Eddison Sadd Editions Limited
St Chad's House
148 King's Cross Road
London WC1X 9DH
© del texto: 2002, Nitya Lacroix
© de las fotografías: 2002, Sue Atkinson
© 2002, Ediciones B, S.A.
Bailén, 84 – 08009 Barcelona (España)
*www.edicionesb.es*

Impreso en Singapur – Printed in Singapore
1.ª edición: febrero, 2003
ISBN: 84-666-1031-6

Ésta es una coedición de Ediciones B, S.A., y Ediciones B Argentina, S.A.,
con Eddison Sadd Editions Limited

# Sumario

Introducción 6

# *Introducción*

En algún momento de nuestra vida, la mayoría experimentamos molestias en la espalda, los hombros o la nuca. Aunque con frecuencia sólo se manifiesta como una tensión persistente y cierta rigidez en las articulaciones y los músculos, algunas veces el dolor puede suponer un auténtico problema y una reducción o pérdida de la movilidad en esas zonas. La espalda y la columna vertebral son las principales estructuras de apoyo del cuerpo humano, de manera que el dolor de espalda, ya sea agudo o crónico, menor o intenso, puede provocar un agotamiento emocional y físico.

Todos queremos funcionar lo mejor posible en el trabajo, pero cada año dejan de cumplirse millones de jornadas laborales a causa del dolor de espalda, provocando importantes pérdidas tanto de producción como económicas. Pero quizá sean las exigencias del trabajo en primer lugar las que provocan estas dolencias. Las presiones laborales, una mala postura ante el escritorio, la línea de montaje o la caja del supermercado; los movimientos repetitivos, y otras presiones —tanto mentales como físicas—, tensan los músculos y producen el desgaste de ligamentos, tendones y articulaciones.

Las técnicas de relajación rápida de este libro se centran en la parte superior de la espalda, los hombros y la nuca, una zona propensa a acumular tensión por estrés relacionado con el trabajo. Propone un programa de cuidados diarios que fomenta una mayor conciencia de cómo y dónde se acumula la tensión durante el día. También ofrece diversas maneras de aliviar esta tensión rápida y discretamente, tanto en el hogar como en el trabajo, mediante una serie de ejercicios, masajes y técnicas para mejorar la postura, sencillos pero completos.

El libro facilita instrucciones para el automasaje y el masaje a los compañeros, que se puede realizar manualmente o con la ayuda de un masajeador, como muestran los recuadros informativos de este libro.

## Programa de la mañana a la noche

Los seis capítulos de este libro explican cómo establecer una rutina de autoayuda, desde que uno se levanta hasta que se acuesta, para que la nuca y los hombros se vean libres de tensión durante todo el día.

En el Capítulo Uno se explican los movimientos básicos del masaje sueco, desde el masaje rápido para reducir el estrés de los compañeros de trabajo al relajante para disfrutarlo en la intimidad del hogar. Para empezar el día sintiéndose renovado y lleno de energía, siga el programa matutino de automasaje y ejercicio suave del Capítulo Dos. El Capítulo Tres ofrece consejos para mantener una buena postura y describe un programa de ejercicios y automasaje para los períodos de descanso en el trabajo, mientras que el Capítulo Cuatro fomenta el intercambio de «masajes rápidos» con los compañeros y explica cómo utilizar el masajeador y algunas técnicas de masaje manual para la oficina. En los dos últimos capítulos se proponen ideas para relajarse en el hogar. En el Capítulo Cinco se exponen técnicas de movimientos pasivos, diseñados para aliviar la tensión tanto física como psicológica. Finalmente, en el Capítulo Seis se explican los movimientos de un masaje muy relajante para nuca, cabeza y rostro, que ayuda a liberarse de las tensiones diarias para poder disfrutar de una velada relajada y un sueño tranquilo.

## Anatomía de la espalda

Un conocimiento básico de la anatomía de la espalda resulta útil para comprender por qué es tan importante mantener una buena postura y asegurarse de que la nuca y los hombros permanecen relajados y flexibles durante todo el día. Al observar las estructuras complejas e interrelacionadas de esta zona, entenderá por qué una mala postura puede provocar tensión muscular, sobrecargar los huesos y aumentar el desgaste de articulaciones, tendones y ligamentos.

### Músculos y articulaciones

Los principales grupos musculares en los que vamos a centrarnos son los que intervienen en el movimiento de la cabeza, el cuello, los hombros y los brazos. Como el resto de músculos, están unidos a zonas óseas por los tendones. Un tendón es una cuerda blanca y fibrosa de tejido flexible que conecta el músculo con el hueso o dos músculos entre sí. El movimiento se produce cuando un músculo se contrae y estira un tendón, que a su vez acerca un hueso adjunto al músculo. Los músculos de la nuca y la parte superior de la espalda son los responsables de los movimientos de la cabeza: girar de un lado a otro, levantarla o bajarla. Un extremo de los músculos que mueven la cabeza está fijado a un lado del cráneo o a la base, y el otro a la columna dorsal, el omóplato o la clavícula. Para conservar la posición vertical de la cabeza, estos músculos siempre deben conservar cierta tensión. Sin embargo, es importante que ésta no sea excesiva, como puede ocurrir por estrés o una mala postura.

La mayoría de los músculos de la zona de los hombros tienen su origen en los omóplatos y los

## Músculos del torso

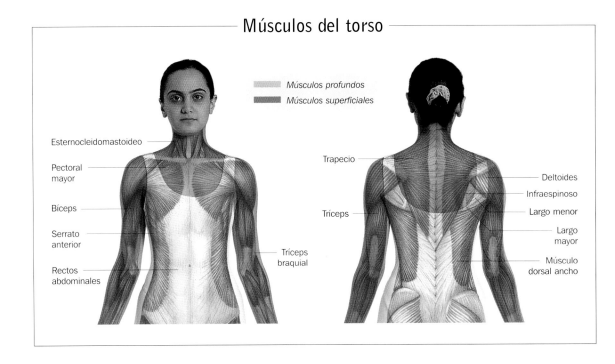

Músculos profundos
Músculos superficiales

Esternocleidomastoideo

Pectoral mayor

Bíceps

Serrato anterior

Rectos abdominales

Tríceps braquial

Trapecio

Tríceps

Deltoides

Infraespinoso

Largo menor

Largo mayor

Músculo dorsal ancho

estabilizan; además, son los responsables de los movimientos libres y variados de los omóplatos y las articulaciones de hombros y brazos. Nueve músculos recorren la articulación del hombro. Cuatro son músculos profundos con tendones que encapsulan la articulación; este grupo, conocido como manguito rotador, suele sufrir lesiones y dolor debido a la tensión y el desgaste. Los tendones de estos músculos profundos también pueden inflamarse.

Las articulaciones son los puntos de conexión entre los huesos. Sin ellas, éstos no podrían

moverse. La mayoría tiene bastante movilidad (por ejemplo, la articulación del hombro); algunas sólo pueden moverse un poco (por ejemplo, las vértebras de la columna), y otras están fusionadas o son fijas, como el cráneo. Las articulaciones están unidas a los huesos por los ligamentos, formados por un tejido fuerte, elástico y fibroso. El papel de los ligamentos consiste en estabilizar la articulación y todos sus movimientos. El dolor difuso de espalda y nuca suele deberse a una tensión de los ligamentos; ésta, a su vez, se ve aumentada por los músculos tensos

## Hombro y columna

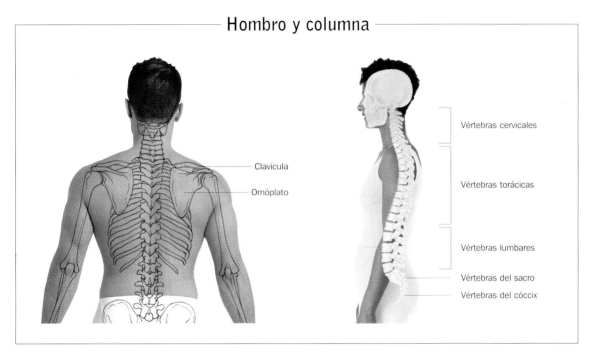

Clavícula

Omóplato

Vértebras cervicales

Vértebras torácicas

Vértebras lumbares

Vértebras del sacro

Vértebras del cóccix

que tiran de los huesos y reducen el riego sanguíneo el cual, en caso contrario, mantiene los tejidos oxigenados y sanos.

### La columna

La nuca forma parte de la columna, cuyos huesos —o vértebras— protegen el sistema nervioso central situado en su interior y proporcionan también la principal estructura de apoyo del cuerpo. La espina dorsal está constituida por treinta y tres huesos. De ellos, veinticuatro están separados y forman la parte principal de la columna, desde la parte superior de la nuca hasta la cintura. Después hay cinco vértebras fusionadas que forman el sacro (el hueso plano y triangular situado en la parte inferior de la espalda) y otras cuatro vértebras fusionadas, el cóccix, que integran la rabadilla. Entre los huesos móviles se halla la nuca, constituida por siete vértebras cervicales; la zona media de la espalda, que consta de doce vértebras torácicas, y por último se encuentran las cinco vértebras lumbares.

La columna tiene cuatro curvas naturales. Las de la nuca y la cintura se forman en la primera infancia con los movimientos de levantar la cabeza y ponerse de pie. La curva torácica del centro de la espalda y la sacro-coccígea se conservan de la posición fetal en el útero. Estas curvas aseguran la salud de la columna, ya que absorben los golpes provocados por movimientos cotidianos como caminar o correr y por accidentes como las caídas. Además, aumentan la fuerza y la flexibilidad de la columna y permiten que el cuerpo conserve una posición vertical y equilibrada. Una buena postura ayuda a mantener la curvatura natural de la columna. Si permanece sentado durante mucho tiempo, evite encorvarse o dejar caer la cabeza hacia delante, ya que ello reduce la curvatura natural, tensionando la columna y los músculos, tendones y ligamentos adyacentes.

Los veinticuatro huesos móviles de la columna —que son más pequeños en la nuca y aumentan de tamaño en la región lumbar— están conectados entre sí por los discos intervertebrales, que consisten en un anillo exterior de tejido fibroso y un núcleo de una sustancia gelatinosa, y que funcionan como articulaciones, permitiendo la flexibilidad de la columna y los movimientos hacia atrás, hacia delante y hacia los costados. También protegen las vértebras de golpes y lesiones. Los discos y las vértebras están unidos entre sí por unos fuertes ligamentos.

Las dos primeras vértebras cervicales tienen una forma y una estructura diferente del resto de la columna. La que se sitúa justo debajo del cráneo se llama atlas y tiene forma de anillo. Está fijada a la base del cráneo mediante articulaciones que permiten el gesto de asentir con la cabeza. La segunda vértebra cervical, el axis, tiene una protuberancia hacia arriba en forma de diente que encaja en el atlas para formar una articulación de pivote que permite que la cabeza gire a un lado y al otro. Los huesos de la nuca soportan el peso de la cabeza (unos 6 kg aproximadamente) y son los más flexibles de toda la columna. Si la nuca se agarrota, los movimientos naturales de la cabeza pueden verse muy reducidos. La flexibilidad de la zona de los hombros también es muy importante. Está integrada por la clavícula, fijada al esternón; el omóplato, fijado a la columna por medio de músculos, y el húmero, el hueso largo del brazo. La clavícula y el omóplato forman la parte ósea del hombro. El hueso del brazo encaja en un hueco del omóplato situado justo debajo de la unión con la clavícula y forma la articulación del hombro.

## Cómo se producen las lesiones

La complejidad de la red de músculos, tendones, huesos, articulaciones y ligamentos de la nuca, los hombros y la columna es el motivo por el cual la tensión en una zona puede provocar lesiones en otra. Los músculos tensos o sobrecargados situados entre los omóplatos pueden provocar dolor y una reducción del movimiento de hombros y brazos. Una presión sobre los nervios que surgen de la parte superior de la columna puede provocar dolor reflejo, entumecimiento u hormigueo en brazos y dedos. La tensión en la nuca o los músculos de la cara puede provocar dolor de cabeza por tensión o vista cansada.

La cuestión es: ¿por qué se producen las tensiones o lesiones en la nuca y la parte superior de la espalda? La respuesta puede ser tan sencilla como un colchón o una almohada que no ofrecen el apoyo ni el confort suficiente para la columna durante el sueño (véase Capítulo Dos). Una corriente de aire o un tiempo frío y húmedo, pueden provocar rigidez en los músculos de la nuca. Una actividad agotadora repentina, como la práctica de ciertos deportes, la jardinería y las reformas en el hogar, pueden sobrecargar y lesionar tendones y ligamentos, sobre todo si uno no se encuentra ágil y en forma. Una de las causas más probables del dolor en la parte superior de la espalda es la mala postura, sobre todo si uno está sobrecargado de trabajo y ha de pasar largas horas ante el escritorio o si el trabajo supone hacer movimientos repetitivos (véase Capítulo Tres).

El estrés emocional también puede provocar tensión muscular en hombros, nuca y la parte superior de la espalda. Si uno se siente agobiado, bajo presión, enfadado o triste, una reacción común es encoger los hombros y tensionar los

## Evitar problemas

Una buena postura resulta esencial para la salud de columna y músculos. Procure tener en mente los conceptos de longitud y amplitud del cuerpo a fin de que su columna permanezca erguida con naturalidad y elegancia y sostenga la cabeza de manera equilibrada, provocando una sensación de apertura en la parte superior de la espalda, el pecho y los hombros. Visualice los brazos como prolongaciones de los hombros. Evite encorvar la columna y los hombros, inclinarse hacia delante, dejar caer la cabeza o adelantar la mandíbula. Vaya comprobando y corrigiendo su postura durante el día.

Ya sea al caminar, estando de pie o sentado, tenga siempre presente las ideas de longitud y la amplitud del torso.

músculos del rostro y la espalda para protegerse u ocultar sentimientos incómodos. Es muy importante relajarse, tanto psicológica como físicamente. Independientemente de lo ocupado o agobiado que uno se sienta, hay que encontrar tiempo para las cosas que nos gustan, como un masaje, pasear, nadar, bailar o conversar con los amigos. Intente comprender las causas de su ansiedad y encuentre maneras constructivas de darle un giro positivo a la vida.

## Obtener ayuda

Muchos de los problemas de la nuca y los hombros son incómodos y nos debilitan pero no suelen ser graves, y lo más probable es que desaparezcan por sí mismos en días o semanas. Sin embargo, antes de iniciar cualquier programa de autoayuda, es aconsejable consultar al médico. Si realiza los ejercicios suaves y los masajes de este libro, debería reducir la tendencia a acumular tensión en los tejidos e incrementar la flexibilidad en las zonas trabajadas.

Si sufre de dolor en nuca y hombros, existen diversas maneras de aliviarlo en el hogar. Los músculos tensos y agarrotados responden bien al calor. Tome un baño caliente o aplique calor a la zona mediante una bolsa de agua caliente o una esterilla eléctrica, pero no olvide protegerse la piel. El calor aumenta el riego sanguíneo en la zona afectada y contribuye a la relajación de los ligamentos y músculos tensos. El hielo puede ayudar a reducir los dolores de cabeza debidos a la tensión; también se puede aplicar a zonas inflamadas o con esguinces para reducir la hinchazón y las contusiones y disminuir la posibilidad de más lesiones. Use una bolsa de hielo especial, unos cubitos o un paquete de guisantes congelados envueltos en un paño.

Algunos dolores de nuca y hombros indican una lesión más grave, una dolencia crónica o una afección degenerativa de la columna. A medida que uno se hace mayor, las articulaciones y las vértebras se desgastan de manera inevitable. Algunas veces, los discos intervertebrales se encogen y los huesos se vuelven más gruesos, y también pueden formarse protuberancias óseas en los discos que afecten a las articulaciones. Si el dolor persiste y es agudo o provoca insensibilidad, hay que consultar al médico, quien a su vez puede recomendarle la visita a un fisioterapeuta que le indicará algunos ejercicios a realizar, o que tal vez aplique calor a las zonas afectadas por medio de lámparas de rayos infrarrojos, de ultrasonido o de láser. El médico también puede recetarle antiinflamatorios o enviarle a un ortopeda.

Las terapias complementarias también pueden ser muy útiles. El masaje —excepto en casos de dolor agudo o inflamación— es muy útil

## Masajeadores

Puede ser útil adquirir un masajeador para realizar alguno de estos ejercicios, sobre todo en lugares públicos o con personas a quienes no conocemos bien. Los hay de diversas formas y tamaños, como se muestra abajo, y están especialmente diseñados para aliviar puntos de tensión y estimular el riego sanguíneo. El que aparece abajo a la izquierda, utilizado en todo el libro, resulta especialmente versátil ya que las clavijas se pueden manipular de manera individual para aplicar distintas presiones en diferentes zonas del cuerpo.

Al presionar y hacer girar el masajeador, es posible tonificar nuestro propio cuerpo con rapidez, aliviando la rigidez y las molestias. Un automasaje que consista en presionar o masajear los músculos de la cabeza, la nuca, los hombros y los brazos, supone un rápido alivio. Además, los masajeadores obran maravillas en manos, piernas y pies.

para aliviar la tensión física y mental. Un masaje con aromaterapia supone el uso de aceites esenciales conocidos por sus propiedades caloríficas, relajantes y curativas. La acupuntura goza de una excelente reputación en el tratamiento de lesiones de ligamentos y tendones; también puede consultar a un osteópata o quiropráctico autorizado, los cuales se especializan en la prevención y el tratamiento de dolencias de columna y músculos. Lo más importante es desarrollar una conciencia sana de nuestro cuerpo para darnos cuenta con rapidez del dolor y la tensión, especialmente en la nuca, los hombros y la columna. No dé la salud corporal por descontada ni trate su cuerpo como si fuera una máquina haciendo caso omiso del dolor y las molestias. Es posible deshacerse de la tensión, tanto física como emocional, prestando atención a las causas y dando pasos para relajarse o resolver la situación. Respete su cuerpo y cuídelo, sean cuales sean las exigencias externas. Haga ejercicio y descanse, mantenga una dieta sana e infórmese de cómo puede aliviar el estrés y el dolor.

Sin embargo, recuerde que el aliado más importante para evitar el dolor y la tensión es usted mismo. Siga las sencillas instrucciones de este libro para evitar la tensión, por muy ocupado que esté en su trabajo.

# Movimientos básicos del masaje

Un masaje eficaz produce una relajación tanto física como mental; la persona que lo recibe, además, se siente renovada y con mayor energía. Para lograrlo, un masaje debe incorporar diversos movimientos que siguen una cierta secuencia. Los movimientos iniciales deben aliviar y relajar una zona del cuerpo, calentando los tejidos. Una vez que los músculos comienzan a aflojarse gracias a los movimientos rítmicos y fluidos de las manos sobre la piel, resulta posible hacer fricciones más profundas para manipular los músculos, aumentar la circulación de la sangre o amasar puntos de rigidez para lograr una mayor relajación. El masaje debe acabar volviendo a los movimientos suaves o a una suave imposición de las manos que induzca una sensación de calma y equilibrio tanto corporal como mental. Los movimientos descritos en este capítulo provienen de las técnicas del masaje sueco, que es la base de muchos otros. Se explica cómo aplicarlos a la parte superior de la espalda, nuca y hombros incluidos, que es el tema principal de este libro. Sin embargo, estos movimientos se pueden aplicar a cualquier parte del cuerpo, incluso para realizar un automasaje.

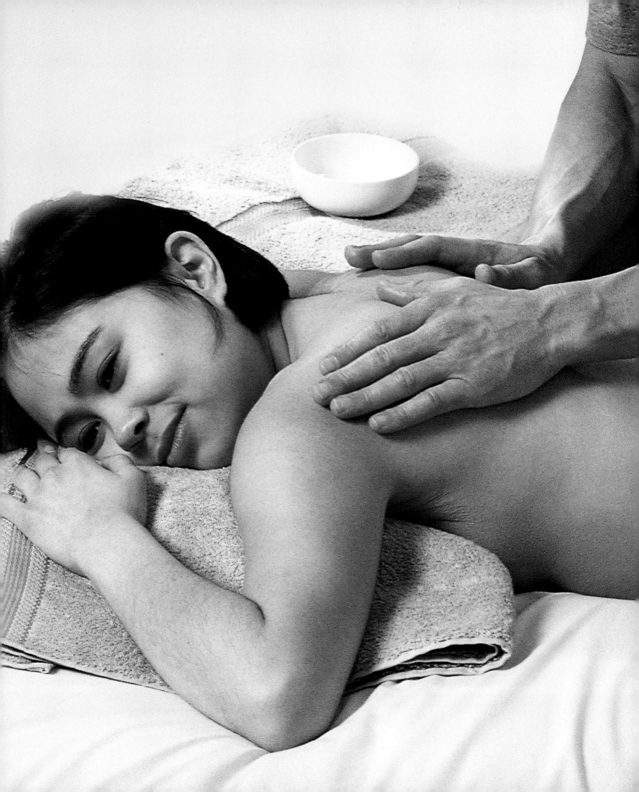

# Movimientos de deslizamiento

Los movimientos de deslizamiento son uniformes y fluidos, y se realizan con la superficie plana de las palmas y los dedos de la mano. Tienen un ritmo constante e hipnótico que permiten que el masajista y el destinatario tengan tiempo para relajarse. El toque debe ser firme pero suave, amoldándose a la forma del cuerpo y no presionándolo. Estos movimientos calientan y estiran los tejidos superficiales del cuerpo, aliviando la tensión de los músculos subyacentes y aumentando el riego sanguíneo en la zona. Los movimientos continuos resultan agradables, soporíferos y calmantes para el sistema nervioso y la mente; generan una relajación física y mental holística, y preparan los músculos para una técnica más enérgica. El movimiento en abanico, descrito más abajo, es un movimiento de deslizamiento que puede aplicarse al torso y las extremidades, pero aquí lo haremos en la parte superior de la espalda. Cada secuencia se puede repetir tres veces antes de pasar a la siguiente.

## El movimiento en abanico

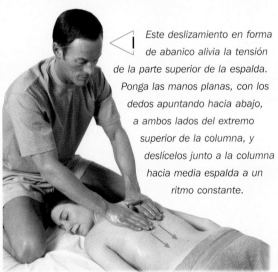

1 Este deslizamiento en forma de abanico alivia la tensión de la parte superior de la espalda. Ponga las manos planas, con los dedos apuntando hacia abajo, a ambos lados del extremo superior de la columna, y deslícelos junto a la columna hacia media espalda a un ritmo constante.

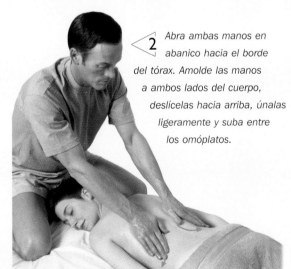

2 Abra ambas manos en abanico hacia el borde del tórax. Amolde las manos a ambos lados del cuerpo, deslícelas hacia arriba, únalas ligeramente y suba entre los omóplatos.

## Consejos básicos

Al dar un masaje, asegúrese de que el entorno sea cálido, íntimo, tranquilizante y confortable. Si la persona que recibe el masaje está tumbada, ha de hacerlo sobre un colchón o colchoneta. Cubra las partes del cuerpo que no se masajean con una toalla para evitar que se enfríen. Cuando dé un masaje, tenga en cuenta su propia postura: la columna y el cuello han de estar erguidos y los hombros ensanchados. Si se arrodilla sobre el colchón, apoye un pie en éste para facilitarse los movimientos. Las manos se deslizarán con mayor facilidad si lubrica la zona que trabajará. Se puede usar un aceite vegetal no refinado prensado en frío enriquecido con unas gotas de aceite de almendras o aguacate, o bien comprar aceite de masaje. Use un recipiente de plástico que le permita verter unas gotas. Antes de dar el masaje, frótese las manos con el aceite para calentarlo.

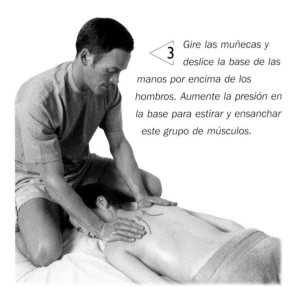

3  *Gire las muñecas y deslice la base de las manos por encima de los hombros. Aumente la presión en la base para estirar y ensanchar este grupo de músculos.*

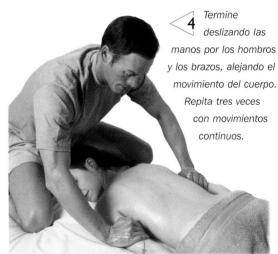

4  *Termine deslizando las manos por los hombros y los brazos, alejando el movimiento del cuerpo. Repita tres veces con movimientos continuos.*

## Movimientos circulares

Los movimientos circulares son fricciones de deslizamiento ideales para después de los de abanico: calientan la piel y estiran ligeramente los tejidos subyacentes y además son muy relajantes. Aplíquelos en las zonas superficiales más amplias del cuerpo. Además de en la parte superior de la espalda, como aquí se muestra, también pueden aplicarse en la parte inferior, las nalgas, los muslos y el vientre. El movimiento circular ha de ser continuo y en espiral y debe cubrir toda el área que se masajea. Las manos deben estar coordinadas, ya que el movimiento consiste en que la izquierda se mueve en el sentido de las agujas del reloj, mientras que la derecha se levanta para que la izquierda pase por debajo, antes de volver para completar un movimiento semicircular. Ambas manos deben trabajar conjuntamente y formar un círculo mientras se desplazan. La velocidad y la presión del movimiento circular puede variar. Cuanto más suave y lento, tanto más relajante será. Una presión más firme y un movimiento más rápido resulta más tonificante. Haga los movimientos circulares en el costado del cuerpo más alejado de usted, con los brazos estirados, los codos flexionados y las muñecas relajadas.

*▷ Ponga las manos paralelas, aunque ligeramente separadas, a un lado del cuerpo y en la base del tórax. Haga rotaciones en la dirección de las agujas del reloj.*

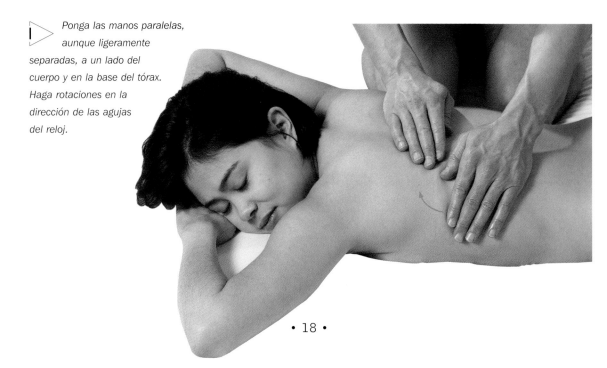

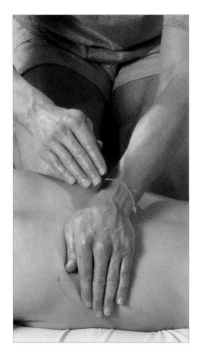

2  Separe la mano derecha del cuerpo y pásela por encima de la muñeca de la izquierda a medida que ésta se desliza por debajo y completa el movimiento circular.

3  Vuelva a apoyar la mano derecha en el cuerpo para completar un movimiento semicircular antes de volver a apartarla y pasarla por encima de la mano izquierda en continuo movimiento. Haga rotaciones lentas a lo largo del tórax, deslice las manos por el omóplato y repita varias veces antes de descender a lo largo de la columna. Repita esta secuencia tres veces y luego empiece en el otro lado.

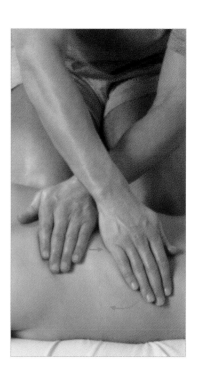

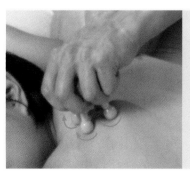

## Círculos con el masajeador

Un masajeador también sirve para hacer fricciones circulares que aflojan la espalda y los omóplatos. Trace círculos continuos y en espiral con las clavijas a lo largo del tórax, por encima del omóplato y junto a la columna. Repita varias veces antes de pasar al otro lado.

# Movimientos de amasado

El amasado es uno de los movimientos más activos y eficaces del masaje. Los movimientos de presión, de pellizco y de rodillo manipulan los músculos, disminuyen la tensión y aumentan la circulación en los tejidos, eliminando las materias residuales. Los movimientos de amasado alivian y tonifican zonas tensas como los hombros y zonas carnosas como los brazos. Amase con movimientos continuos, sin pellizcar.

El amasado consiste en separar una parte de los músculos, presionarla entre los dedos, la base y el pulgar de una mano y pasarla a la otra. Repita el movimiento amasando la zona primero con una mano y después con la otra para que la zona se ablande gracias al movimiento constante y fluido. Al amasar, mantenga los codos flexionados y las muñecas flojas, y trabaje el lado opuesto del cuerpo. Después repita al otro lado.

## Amasar el hombro

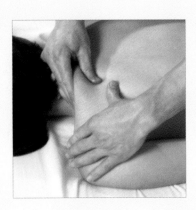

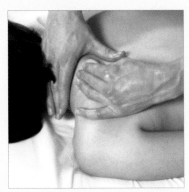

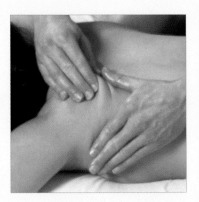

△ 1 Adapte el movimiento a la zona estrecha del hombro levantando y pellizcando la carne entre los dedos y el pulgar de una mano, antes de pasarla a la otra.

△ 2 Pellizque el músculo con la otra mano. Separe, presione y páselo de nuevo a la mano pasiva. Realice este movimiento a un lado y al otro para ablandar los músculos.

△ AMASAR EL TORSO Amase un lado del tórax, junto al omóplato y por encima de éste, hasta la parte superior del brazo.

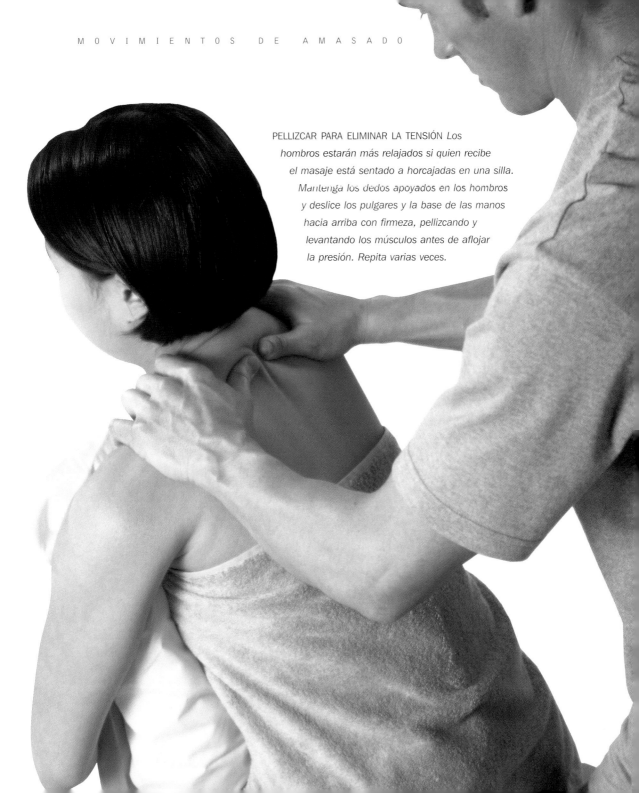

PELLIZCAR PARA ELIMINAR LA TENSIÓN *Los
hombros estarán más relajados si quien recibe
el masaje está sentado a horcajadas en una silla.
Mantenga los dedos apoyados en los hombros
y deslice los pulgares y la base de las manos
hacia arriba con firmeza, pellizcando y
levantando los músculos antes de aflojar
la presión. Repita varias veces.*

# Movimientos de presión

La presión es un movimiento de compresión que alivia una tensión más profunda del cuerpo. Resulta especialmente eficaz aplicado a zonas pequeñas o tensas alrededor de un hueso, y es una fricción ideal para la base de la nuca, la zona entre los omóplatos y a lo largo de la columna. Una vez la zona en cuestión se ha calentado y relajado gracias al deslizamiento y el amasado, la presión se aplica apretando con los dedos, los pulgares o la base de la mano. Los movimientos de presión siempre han de ser lentos y constantes para no lastimar el músculo. Hunda poco a poco los dedos o pulgares en el tejido hasta un nivel tolerable para quien recibe el masaje. La presión puede consistir en pequeños movimientos circulares o en uno deslizante,

## Presión a lo largo de la columna

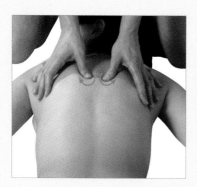

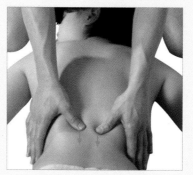

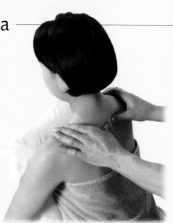

△ PRESIÓN CIRCULAR *Realice movimientos de presión circulares a lo largo de los músculos que sostienen la columna. Apoye las manos en la espalda y hunda los pulgares a ambos lados del extremo superior de la columna. Trace pequeños círculos con ellos hasta la mitad de la espalda. Repita tres veces.*

△ PRESIÓN DESLIZANTE *Presione suavemente con los pulgares ambos lados del extremo de la columna. Apoye el peso en los pulgares e inicie un movimiento lento y deslizante a ambos lados de la columna, hasta llegar al centro de la espalda. Repita tres veces y alivie la presión con movimientos en abanico.*

△ PRESIÓN EN ZONAS TENSAS *La presión es ideal para aflojar la tensión en la zona entre los omóplatos. Si el compañero está sentado, apoye las manos en sus hombros y haga círculos con los pulgares entre los omóplatos.*

y siempre hay que aflojarla lentamente. A la presión deben seguirle siempre fricciones de deslizamiento para suavizar la zona.

Cuando realice movimientos circulares con los pulgares, aumente la presión en el tramo interior y descendente del movimiento circular, y disminúyala a medida que los pulgares de deslizan hacia arriba y hacia fuera. Esta variación produce un mayor alivio que el movimiento circular. Si repite una serie de movimientos de pre-

sión, tenga en cuenta que las manos siempre han de regresar a la posición original con un movimiento constante y fluido. Por ejemplo: si ha completado los movimientos circulares o deslizantes a ambos lados de la columna tal como se indica abajo a la izquierda, deslice las manos por encima de la columna con suavidad antes de repetir la secuencia.

## Presión con un masajeador

Al aplicar un masajeador se realiza un movimiento de presión, porque las clavijas se hunden en el tejido. Se presiona a mayor profundidad apretando sólo con dos clavijas y realizando pequeñas rotaciones. Esto funciona bien en la base de la nuca y los hombros.

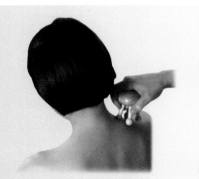

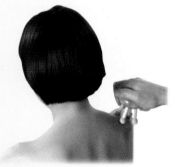

/1\ *La zona que une la base de la nuca y el hombro suele estar tensa o dolorida. Incline el masajeador y presione con una clavija recorriendo el punto varias veces; aumente la presión a medida que el tejido se ablanda.*

/2\ *Con sólo dos clavijas, masajee desde la nuca hasta la articulación del hombro. Disminuya la presión al pasar por encima del hueso. Repita al otro lado.*

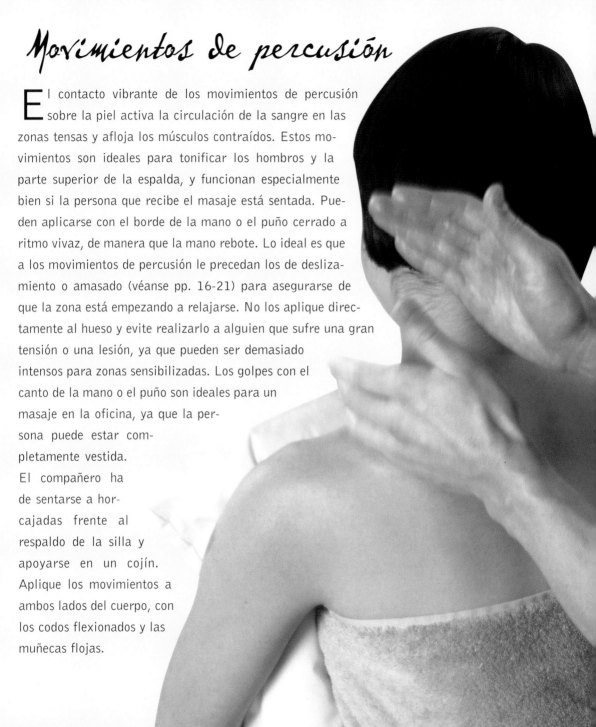

# Movimientos de percusión

El contacto vibrante de los movimientos de percusión sobre la piel activa la circulación de la sangre en las zonas tensas y afloja los músculos contraídos. Estos movimientos son ideales para tonificar los hombros y la parte superior de la espalda, y funcionan especialmente bien si la persona que recibe el masaje está sentada. Pueden aplicarse con el borde de la mano o el puño cerrado a ritmo vivaz, de manera que la mano rebote. Lo ideal es que a los movimientos de percusión le precedan los de deslizamiento o amasado (véanse pp. 16-21) para asegurarse de que la zona está empezando a relajarse. No los aplique directamente al hueso y evite realizarlo a alguien que sufre una gran tensión o una lesión, ya que pueden ser demasiado intensos para zonas sensibilizadas. Los golpes con el canto de la mano o el puño son ideales para un masaje en la oficina, ya que la persona puede estar completamente vestida.

El compañero ha de sentarse a horcajadas frente al respaldo de la silla y apoyarse en un cojín. Aplique los movimientos a ambos lados del cuerpo, con los codos flexionados y las muñecas flojas.

## Golpeteo

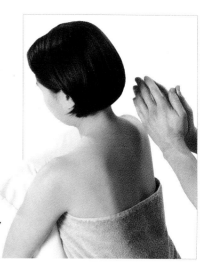

◁ GOLPETEO EN LOS HOMBROS
*Ponga las manos paralelas y un poco separadas. Los dedos deben estar rectos y relajados. Haga rebotar el canto de ambas manos por los hombros.*

▷ GOLPETEO A DOS MANOS
*Una las palmas. Dé golpes rítmicos con el canto de ambas manos para tonificar los hombros. También puede hacerse en el cráneo, aplicando una presión menor.*

## Golpeteo con los puños

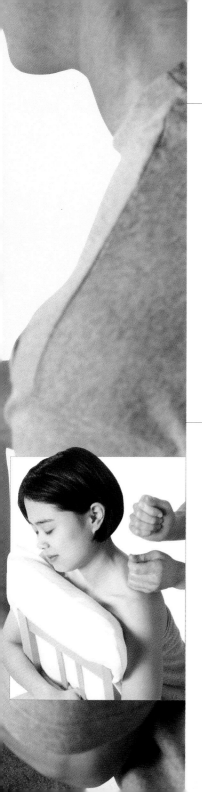

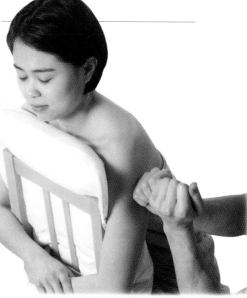

◁ GOLPETEO EN LOS HOMBROS
*Golpetee zonas musculares del cuerpo —como los hombros— con los puños, sin cerrarlos por completo.*

▷ GOLPETEO EN LOS BRAZOS
*Golpetee la parte superior de los brazos para activar la circulación. También alivia la tensión de la articulación de los hombros y aumenta la flexibilidad de los brazos.*

# Usar un masajeador con una pareja

Para masajear a un compañero o un amigo, se puede utilizar un masajeador como el descrito en la Introducción (véase p. 13), en lugar de las manos. Aunque un masajeador no puede sustituir la cualidad curativa del contacto físico directo entre las manos y el cuerpo, puede ser útil para aplicar una presión, fricción y estimulación adecuadas que relaje los músculos y alivie la tensión. Hay personas a quienes les puede resultar más cómodo recibir un masaje mecánico que uno manual. También puede usarlo si usted no tiene práctica en las técnicas más complejas de los movimientos manuales, o si no tiene la fuerza suficiente para dar un masaje manual completo. La agradable sensación que proporciona el masajeador en el cuerpo aumentará si primero se aplica un poco de loción corporal a la piel. Siempre hay que ejercer presión con las clavijas a un ritmo lento y constante para no lastimar el músculo.

Repita los movimientos aquí descritos en ambos lados del cuerpo.

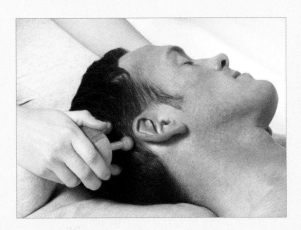

▷ MASAJE EN LA CABEZA *Apoye la cabeza primero en una mano y después en la otra para poder recorrer todos los puntos de su superficie con el masajeador. Realice pequeños círculos en una zona y después pase a otra zona adyacente.*

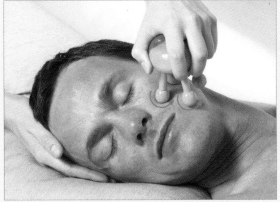

▷ MASAJE FACIAL *Aplique una suave presión con las clavijas delanteras para aliviar la tensión de frente, mejillas y mandíbula mediante movimientos circulares de dentro afuera. Preste atención a los contornos naturales del rostro, reduciendo la presión en las zonas óseas.*

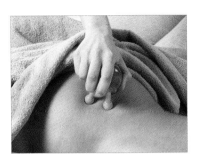

△ ZONAS CARNOSAS *El masajeador es más eficaz en las zonas más carnosas del cuerpo como nalgas y muslos. Primero hay que realizar movimientos circulares fluidos para relajar los músculos y seguir luego con movimientos circulares pequeños y enérgicos que tonifican los tejidos.*

▷ EL TORSO *Haga movimientos circulares continuos en el lado opuesto a usted. Empiece por la parte inferior de la espalda, ascienda bordeando la columna, pase por encima del omóplato y descienda al otro lado del tórax. Repita varias veces.*

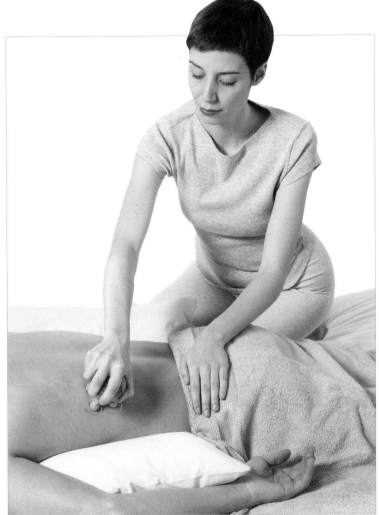

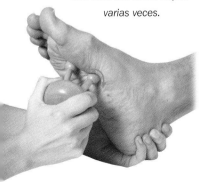

◁ PLANTAS DE LOS PIES *Asegúrese de que la pierna del compañero está en una posición cómoda y con la rodilla flexionada; recorra la planta del pie con el masajeador para aliviar la tensión.*

*Incline el instrumento y presione con dos clavijas una zona por vez, haciendo movimientos semicirculares con las clavijas en el sentido de las agujas del reloj. Disminuya la presión antes de pasar al punto siguiente.*

# Movimientos básicos del automasaje

odas las técnicas básicas descritas en este capítulo se pueden combinar y adaptar para crear un automasaje satisfactorio. A través de estos movimientos es posible aprender a deshacerse de las tensiones acumuladas en cualquier zona del cuerpo. El automasaje aumenta la conciencia del propio cuerpo y le animará a cuidar de

su bienestar de manera regular. Repita los movimientos aquí descritos en ambos lados del cuerpo.

Realícelos al levantarse a fin de estimular las terminaciones nerviosas y tonificar el sistema para todo el día. Hágalos por la noche para relajar las zonas cansadas y tensas y aliviar el estrés.

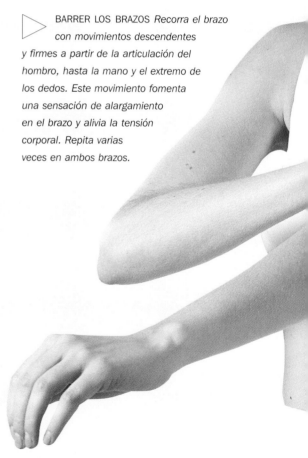

▷ BARRER LOS BRAZOS *Recorra el brazo con movimientos descendentes y firmes a partir de la articulación del hombro, hasta la mano y el extremo de los dedos. Este movimiento fomenta una sensación de alargamiento en el brazo y alivia la tensión corporal. Repita varias veces en ambos brazos.*

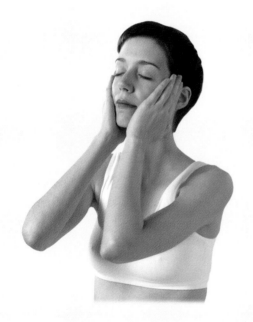

△ FRICCIONES QUE CALMAN *Pásese las manos por la frente, las mejillas y la mandíbula varias veces para relajar el rostro. Después de estos deslizamientos, recorra las sienes con las puntas de los dedos varias veces.*

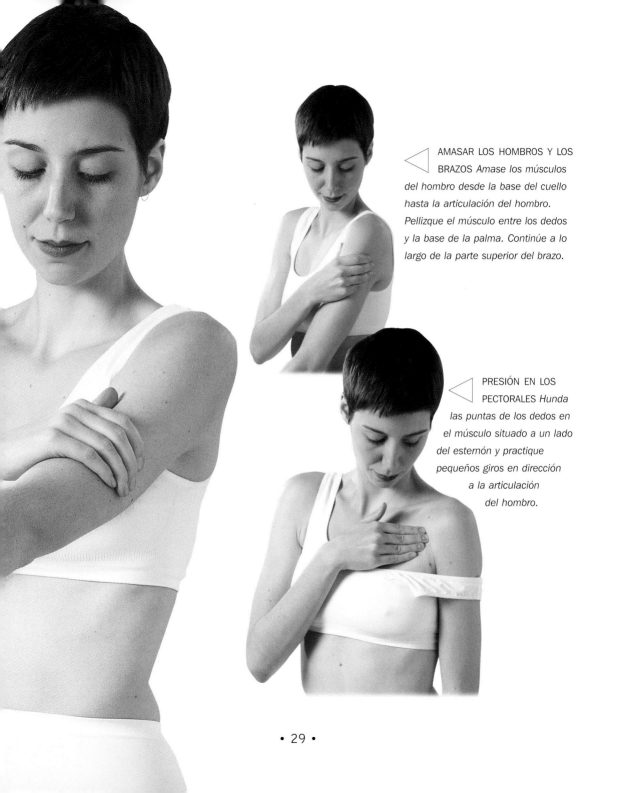

AMASAR LOS HOMBROS Y LOS BRAZOS *Amase los músculos del hombro desde la base del cuello hasta la articulación del hombro. Pellizque el músculo entre los dedos y la base de la palma. Continúe a lo largo de la parte superior del brazo.*

PRESIÓN EN LOS PECTORALES *Hunda las puntas de los dedos en el músculo situado a un lado del esternón y practique pequeños giros en dirección a la articulación del hombro.*

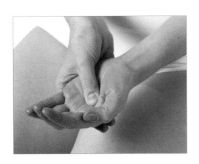

△ GOLPETEO EN LOS HOMBROS
*Cierre el puño con suavidad
y golpetee la nuca, el hombro y la
parte superior del brazo del lado
opuesto del cuerpo. Levante el brazo
activo y apoye el codo flexionado en
la otra mano.*

△ PRESIÓN EN LAS MANOS *Un
buen método para estirar
y relajar las manos es realizar
movimientos de presión cortos y
deslizantes con el pulgar sobre la
palma de la otra mano. Apoye el dorso
de la mano masajeada en la palma de
la otra.*

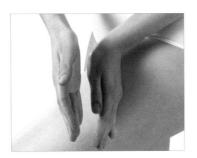

△ GOLPETEO EN LOS MUSLOS *Los
golpes con el canto de las
manos suponen un excelente
automasaje para la parte carnosa
del muslo. Levante la rodilla apoyando
el pie en una silla y golpetee el muslo
con los bordes de las manos, una
después de otra.*

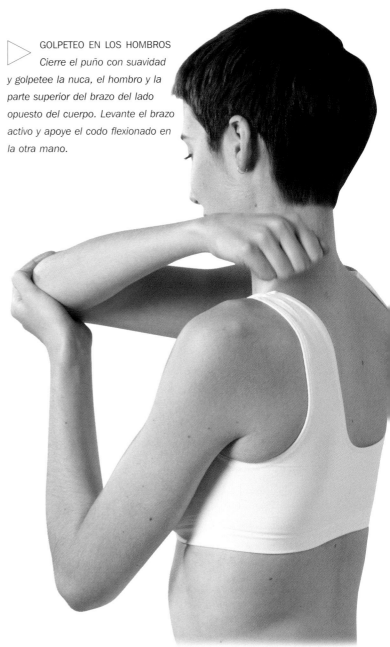

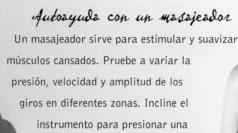

## Autoayuda con un masajeador

Un masajeador sirve para estimular y suavizar músculos cansados. Pruebe a variar la presión, velocidad y amplitud de los giros en diferentes zonas. Incline el instrumento para presionar una zona más reducida con una o dos clavijas, o bien para aumentar la intensidad. Con un poco de loción las clavijas giran mejor.

△ CUERO CABELLUDO *Realice movimientos circulares por toda la cabeza. Después, para aumentar el estímulo, haga girar las clavijas trazando círculos más pequeños y rápidos.*

▷ CADERAS Y NALGAS *Para tonificar zonas carnosas como las caderas y las nalgas, haga girar el masajeador con firmeza alrededor de la articulación de la cadera y en la nalga.*

◁ PIES *Apoye el pie sobre la rodilla de la otra pierna. Presione con dos clavijas toda la planta, desde la base de los dedos hasta el talón.*

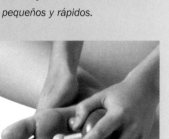

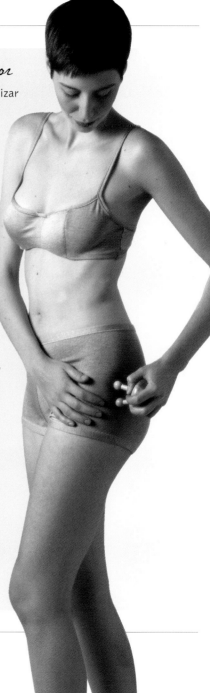

# CAPÍTULO DOS

# Ejercicios matutinos

El dolor de nuca y de espalda es tan debilitante que probablemente afecte a su manera de desenvolverse en el trabajo o las tareas cotidianas. La mejor manera de evitar o aliviar estas molestias es adoptar medidas preventivas al levantarse que minimizarán el riesgo de sufrir lesiones y disminuirán e interrumpirán el círculo vicioso de dolor y tensión. Si se siente cómodo con su cuerpo antes de empezar a trabajar, es menos probable que la tensión se acumule y provoque rigidez muscular y pérdida de movilidad.

En este capítulo le indicamos cómo asegurarse de que el período que usted permanece en la cama contribuya al descanso y reduzca la probabilidad de sufrir lesiones en la zona superior de la espalda. Unos ejercicios de calentamiento y un automasaje cotidiano y breve de cabeza, nuca y hombros, aumentarán la circulación, la flexibilidad y la movilidad en esas zonas tan importantes. Si empieza el día con la intención de cuidarse el cuerpo, es probable que tenga presente este pensamiento durante todo el día.

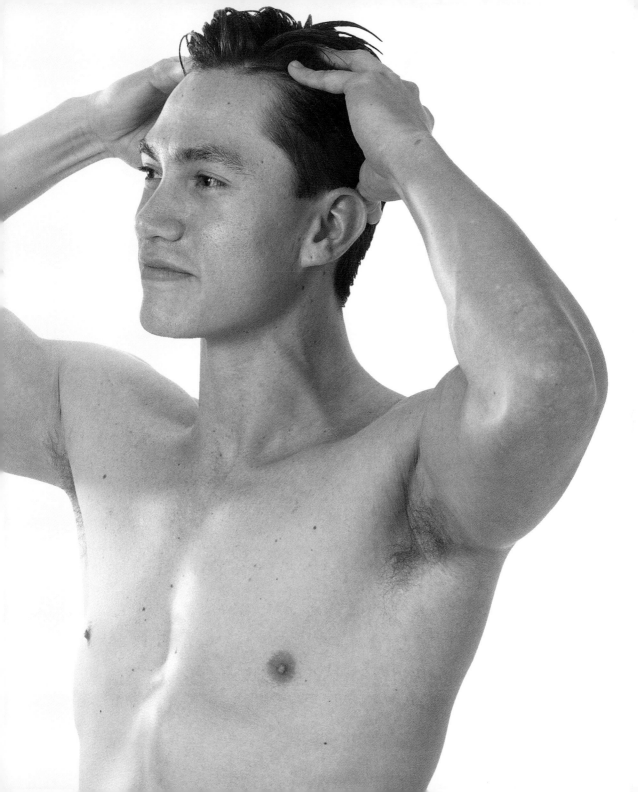

# Iniciar el día de manera relajada

Al despertar, deberíamos sentirnos renovados y dispuestos a enfrentarnos a los retos del nuevo día. Durante el sueño, las estructuras corporales como la columna, las articulaciones, los músculos, los tendones y los ligamentos se relajan y liberan de las tensiones acumuladas. Un sueño profundo y reparador tiene propiedades curativas para la mente y el cuerpo, y es importante para la salud general. Un sueño interrumpido o la falta de sueño pueden provocar tensiones al día siguiente, ya que nos cansaremos con mayor facilidad y nos resultará más difícil mantener la concentración. También dispondremos de menos recursos para estar alerta y resolver cuestiones. Hay que dormir lo suficiente para que espalda y columna se mantengan en buenas condiciones, sobre todo durante los días laborales. Las horas de sueño necesarias varían de un individuo a otro. Sin embargo, el promedio para gozar de un descanso adecuado es de siete a ocho horas.

## Colchones y almohadas

Si al despertar siente rigidez o dolor muscular, quizá deba adquirir un buen colchón, que aguante su peso, se adapte a la forma de su cuerpo y permita que la columna conserve la curvatura natural durante el sueño. Es probable que un colchón inadecuado, demasiado blando o duro, haga que cualquier dolencia ósea, articular o muscular empeore. Los colchones de buena calidad se fabrican teniendo en cuenta el cuidado de la espalda, y se pueden comprar en todas las colchonerías o tiendas especializadas.

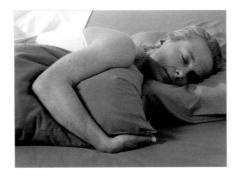

△ DORMIR CÓMODAMENTE CON UNA LESIÓN *El dolor en nuca y hombros suele producirse en un lado del cuerpo. Duerma sobre el lado sano, apoyando la cabeza en una almohada y abrazando otra para que el hombro lesionado descanse sobre ésta. Flexione las rodillas para relajar la espalda.*

Una elección y un uso correcto de las almohadas reducirá la tensión y le ayudará a recuperarse de las lesiones de la nuca y los hombros. Apoye la cabeza en una sola almohada para que la nuca permanezca alineada con la columna. El uso de un número excesivo de almohadas, que levantan la cabeza y provocan una posición incómoda de la nuca, aumentan la tensión en la columna y los hombros. Para reducirla durante el sueño, puede adquirir en tiendas especializadas una almohada ortopédica especialmente diseñada para sostener la cabeza y mantener la nuca alineada con la columna.

Si usted es propenso al dolor de espalda, pruebe a dormir con un cojín entre las piernas si duerme de espaldas o entre los muslos si duerme de lado. Mantener las rodillas flexionadas permite que la columna conserve sus curvas naturales en forma de «S», aliviando la tensión en la zona pélvica y la nuca. Evite dormir boca abajo,

ya que provocará una torsión incómoda de la nuca y la columna.

Fíjese en la manera en que los animales se incorporan cuando despiertan: antes de ponerse de pie, se estiran. Haga ejercicios de calentamiento estirando y flexionando la columna, los brazos y las piernas. Mueva los dedos de los pies y haga girar los tobillos para activar la circulación. Estos movimientos estimularán su cuerpo y evitarán la rigidez antes de levantarse de la cama.

▽ LEVANTARSE DE LA CAMA *Para incorporarse, póngase de costado frente al borde de la cama. Apóyese en la mano libre para levantar el cuerpo. Al mismo tiempo, acerque las rodillas al cuerpo para poder bajar las piernas con facilidad. Apoyar los pies en el suelo y, con las rodillas relajadas, impulse la columna, el cuello y la cabeza lentamente hacia arriba.*

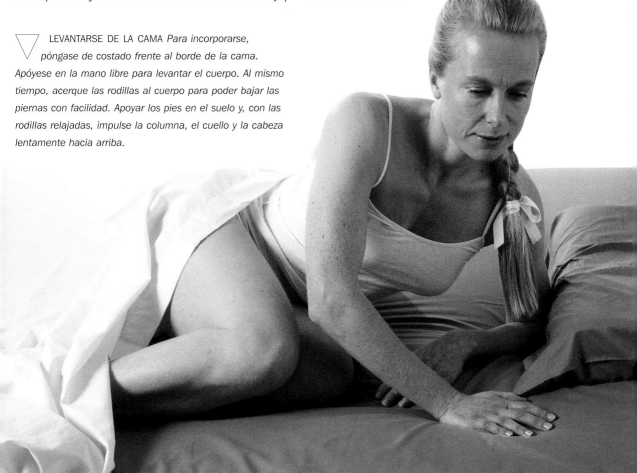

# Programa de ejercicios matutinos

El primer estiramiento del día debe empezar antes de levantarse de la cama: estire todo el cuerpo y mueva los dedos de los pies y los tobillos para estimular la circulación. Una vez de pie, incorpore una serie de ejercicios a su rutina de la mañana: realice unos estiramientos sencillos y dese un automasaje antes de iniciar las tareas cotidianas. Este programa de cuidados no debería durar más de veinte minutos, y le servirá para sentirse más relajado y despierto durante todo el día.

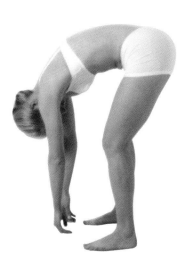

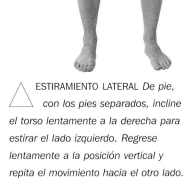

△ ESTIRAMIENTO HACIA ARRIBA *De pie, con los pies separados, extienda los brazos hacia arriba estirando los dedos. Este ejercicio alargará todo el cuerpo.*

△ RELAJARSE HACIA DELANTE *Flexione las rodillas y acerque las manos al suelo. Deje que la cabeza y la nuca cuelguen flojas. Incorpórese levantando la columna lentamente, y por último eleve la nuca.*

△ ESTIRAMIENTO LATERAL *De pie, con los pies separados, incline el torso lentamente a la derecha para estirar el lado izquierdo. Regrese lentamente a la posición vertical y repita el movimiento hacia el otro lado.*

Los estiramientos y el automasaje alivian las tensiones de la columna, la nuca y los hombros, de manera que los movimientos y la postura le resultarán cómodos. Antes de hacer los ejercicios tome una ducha caliente que tonificará su cuerpo y le relajará los músculos. Deje que el agua tibia de la ducha le golpee la nuca y los hombros, mientras estira y flexiona con suavidad la zona superior de la espalda.

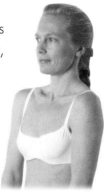

CÍRCULOS CON LOS HOMBROS
*Girar la articulación de los hombros aumentará su movilidad y aliviará la tensión de la base de la nuca. Asegúrese de que el movimiento se origina en las articulaciones y rote los hombros cinco veces hacia atrás y cinco hacia delante. Repita tres veces.*

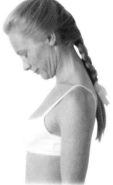

ESTIRAR LA NUCA
*Deje caer el mentón para estirar la nuca, aflojando los músculos agarrotados que sostienen y levantan la cabeza. Después, levante la cabeza hasta que quede bien alineada con la columna.*

## Mantener el estiramiento

Antes de empezar los ejercicios debe estar relajado. No lleve ropa ceñida. Primero mantenga los estiramientos contando hasta cinco, y siga hasta quince a medida que le resulten más fáciles. Nunca hay que forzar ningún estiramiento más allá del umbral del dolor.

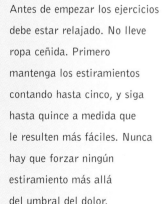

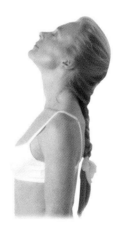

FLEXIÓN DEL CUELLO
*Continúe el estiramiento anterior dejando caer la cabeza hacia atrás para alargar el cuello y flexionar las cervicales. Mantenga la posición un momento y vuelva a la posición inicial. Repita tres veces combinado con el estiramiento anterior.*

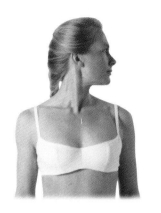

ESTIRAMIENTO LATERAL DEL
CUELLO
*Con los hombros rectos,*
*gire la cabeza hacia la*
*izquierda y después hacia la*
*derecha cuanto le sea posible y*
*mantenga esa posición. Repita tres*
*veces. Aliviará la tensión de los*
*músculos del cuello.*

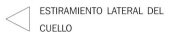

ESTIRAMIENTO DIAGONAL DEL
CUELLO *Para estirar el lado*
*izquierdo del cuello, incline la cabeza*
*a la derecha manteniendo los*
*hombros rectos. Mantenga la posición*
*y después repítala al otro lado. Estos*
*movimientos alivian las contracturas*
*de la base y los lados del cuello.*

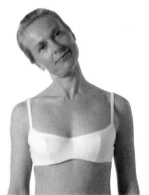

ESTIRAMIENTO DEL HOMBRO
*Estire la parte posterior del*
*hombro y el brazo agarrando el brazo*
*opuesto por encima de la articulación*
*del codo flexionado; lleve el brazo*
*hacia el hombro opuesto. Repita hacia*
*al otro lado.*

ESTIRAMIENTO DE LA PARTE
SUPERIOR DE LA ESPALDA
*Con la columna estirada, extienda*
*los brazos con los codos flexionados*
*y la palma de una mano apoyada en*
*el dorso de la otra. Mantenga esta*
*posición.*

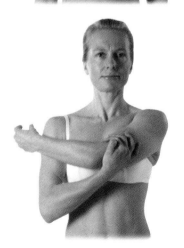

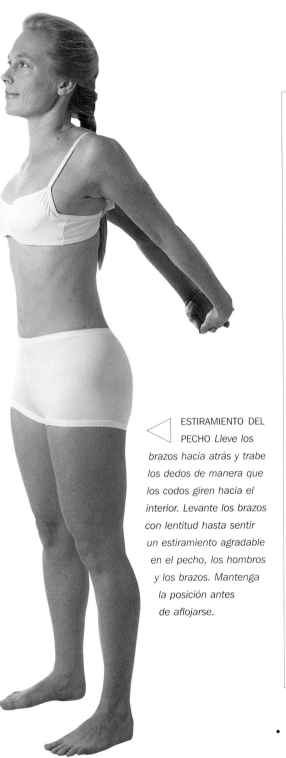

ESTIRAMIENTO DEL PECHO *Lleve los brazos hacia atrás y trabe los dedos de manera que los codos giren hacia el interior. Levante los brazos con lentitud hasta sentir un estiramiento agradable en el pecho, los hombros y los brazos. Mantenga la posición antes de aflojarse.*

# Ejercicios faciales

El estrés provoca tensión en el rostro, sobre todo alrededor de los ojos, la boca y la mandíbula. Al ejercitar los músculos faciales cada mañana, se aflojarán estas zonas de tensión, lo cual le proporcionará una sensación de relajación. Este ejercicio requiere que haga muecas y contraiga las facciones para trabajar los músculos.

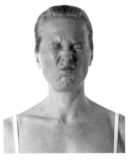

CONTRAER LAS FACCIONES *Cierre los ojos, contraiga la boca y mueva la mandíbula. Ejercite los músculos de la cara al máximo durante unos veinte segundos.*

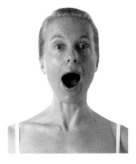

ESTIRAR EL ROSTRO *Abra los ojos y la boca al máximo y deje caer la mandíbula. Mantenga esta posición durante veinte segundos y luego reléjela.*

# Automasaje matutino

Un rápido automasaje centrado en las principales zonas de tensión del torso, incrementará su vitalidad física y mental y hará que inicie el día con buen pie. Las técnicas que se indican son útiles para estimular la circulación y relajar los músculos, por lo que se sentirá renovado y despierto. Realizar estos ejercicios no debería suponer más de diez minutos.

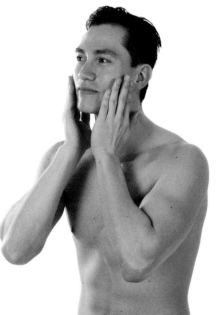

▷ CUERO CABELLUDO
*Masajee el cuero cabelludo haciendo círculos con las yemas de los dedos: aflojará los músculos tensos del cráneo y activará la circulación.*

◁ TOQUES SUAVES *Apoye las manos a ambos lados de la cara y dese golpecitos en frente, sienes, mejillas y mandíbula con la punta de los dedos.*

GOLPETEO CON LOS PUÑOS
*Dese ligeros golpes en la nuca,
los hombros, el brazo y la mano en
ambos lados del cuerpo. Al golpear,
apoye el codo en la palma
de la otra mano.*

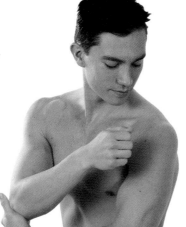

*Uso de un masajeador*

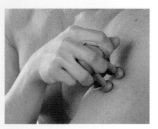

Realice pequeñas rotaciones
con las clavijas en los músculos
situados debajo del hombro;
continúe por el brazo hasta
el dorso de la mano. Luego
aplíquelo a la palma y la
muñeca y recorra la parte
interior del brazo.

APRETAR LAS
MANOS *Relaje
las manos presionando con
suavidad una mano con la otra;
repita en la otra mano. Termine
con una ligera sacudida.*

GOLPETEO EN EL PECHO *Golpear
el pecho y los músculos
pectorales con los puños flojos
estimulará el riego sanguíneo en
la zona, aliviando la tensión;
la respiración será más
profunda y la entrada
de oxígeno aumentará.*

# CAPÍTULO TRES

# Permanezca relajado en el trabajo

El estrés es un aspecto inevitable de la vida laboral actual. Los trayectos de ida y vuelta al trabajo, trabajar bajo presión y la política de empresa pueden producir un grado de ansiedad mental que desemboque en tensión física. Permanecer mucho tiempo sentado o hacer movimientos repetitivos también puede generar una tensión física, que provoque dolor o lesiones. En sí mismo, el estrés puede ser estimulante, y no es perjudicial a condición de que se prevea y se elimine con rapidez cualquier tensión que genere. Este capítulo ofrece consejos para permanecer relajado en el trabajo, cuidando la postura y adecuando su entorno con el fin de prevenir posibles lesiones. Los consejos acerca de los ejercicios, el automasaje y las técnicas de respiración —que alivian la tensión tanto física como mental, y se pueden realizar discretamente ante el escritorio o durante un descanso— le permitirán permanecer activo y al mismo tiempo relajado durante todo el día.

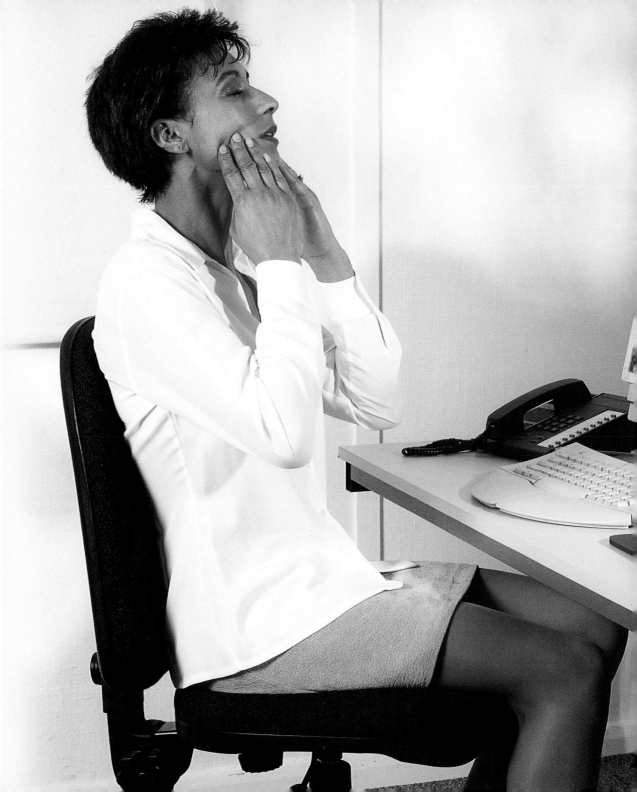

# Mantener una buena postura

Tenga en cuenta su postura y su bienestar físico durante toda la jornada laboral. Al principio, esta concentración puede suponerle un esfuerzo, pero con la práctica se volverá automática. Una vez empiece a respetar su cuerpo y a tratarlo como un organismo vivo y sensible y no como una máquina, éste se convertirá en su mayor aliado.

La clave de la buena postura es conservar el equilibrio y la alineación. Sobre todo, para evitar la tensión en la nuca y en los hombros, mantenga el cuello estirado y la cabeza en una posición equilibrada sobre la columna. También debe mantener la columna erguida, y tener en mente la imagen de que se extiende hacia arriba de un modo relajado, ya sea al caminar, de pie o sentado. Al sentarse, evite encorvarse y asegúrese de que la columna conserva sus curvas naturales en forma de «S».

También resulta esencial tener en cuenta el pecho y los hombros, ensanchando esta zona para que los pulmones se expandan por completo al respirar. Relaje los hombros para que no se encojan y acorten el cuello, ni los encorve, ya que se estrecha el pecho. Sea consciente de su respiración: relájese al inspirar y espirar para sentir cómo el abdomen y el pecho se expanden y se contraen.

◁ INCLINARSE *Para alcanzar un objeto situado en el suelo, póngase en cuclillas, flexione las rodillas y mantenga la columna erguida. Apoye un pie firmemente para darse impulso sin caerse. Si fuera necesario, inclínese hacia delante, pero con la columna erguida.*

▷ LEVANTAR *Levante el objeto con los codos flexionados y los brazos separados del cuerpo, acercando el peso al cuerpo. Use los músculos de las piernas para impulsarse, y enderécese desde las caderas para que la columna permanezca erguida y relajada.*

Una respiración profunda y relajada durante todo el día es fundamental para mantener el equilibrio, sobre todo cuando está sometido a presión.

## Levantar pesos e inclinarse

Actividades comunes como levantar pesos e inclinarse pueden provocar o empeorar las lesiones de espalda si se hace un mal uso del cuerpo. A fin de evitar tensiones, mantenga la columna recta y use la mitad inferior de su cuerpo para inclinarse y enderezarse. Si ya sufre alguna lesión, pida ayuda para mover un objeto pesado en lugar de arriesgarse a agravarla.

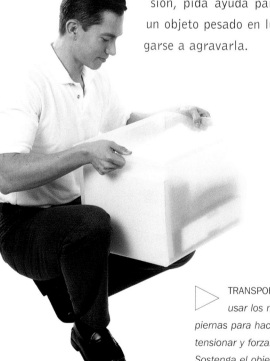

▷ TRANSPORTAR UN OBJETO *Al usar los músculos de las piernas para hacer fuerza, evitará tensionar y forzar la columna. Sostenga el objeto cerca del cuerpo y mantenga los hombros y la nuca relajados.*

## Conducir con comodidad

Conducir un coche puede provocar mucho estrés, ya sea porque forma parte de su trabajo o al desplazarse a su lugar de trabajo. Permanecer largos períodos al volante, con poco espacio para moverse, puede causarle mucha tensión, en concreto en cuello y hombros. Quedar atrapado en un atasco también dispara la ansiedad, provocando tensión y rigidez. Estar lo más cómodo posible al conducir le ayudará a superar estas tensiones.

Empiece por ajustar el asiento de manera que llegue a los pedales y el volante con facilidad, sin estirar los brazos y las piernas en exceso ni encogerlos. Si la distancia es correcta, las rodillas y los codos deben estar cómodamente flexionados. Agarre el volante con las manos separadas de manera que no encoja los hombros, y sin excesiva fuerza. Si tiene problemas en la espalda o el cuello, compre un apoyo para la espalda de los que se fijan al asiento o bien un cojín lumbar que encaje en esa zona. Respire profunda y relajadamente al enfrentarse a un problema de tráfico.

Libérese de la tensión de manera consciente. No tiene sentido enfurecerse o impacientarse, ya que sólo provocará tensión muscular. En viajes largos, haga paradas regulares para renovar la mente y estire las piernas para estimular la circulación. Repita los estiramientos de cuello y hombros de las páginas 37-38 para aliviar la tensión en esta zona.

*Al conducir, compruebe su postura con frecuencia y estire el cuello y relaje y ensanche los hombros. Afloje la boca y la mandíbula y respire profundamente.*

*Quizás agarre el volante con demasiada fuerza por la acumulación de estrés al conducir. Afloje las manos, las muñecas, los codos y los hombros.*

*Al conducir, es importante mantener la curvatura natural de la columna. Evite encorvarse o una postura demasiado rígida. Invierta en un buen cojín lumbar.*

CONDUCCIÓN RELAJADA *Relaje los hombros en todo momento. Mantenga la cabeza erguida, con el cuello estirado pero el mentón ligeramente caído, para reducir la tensión en la nuca.*

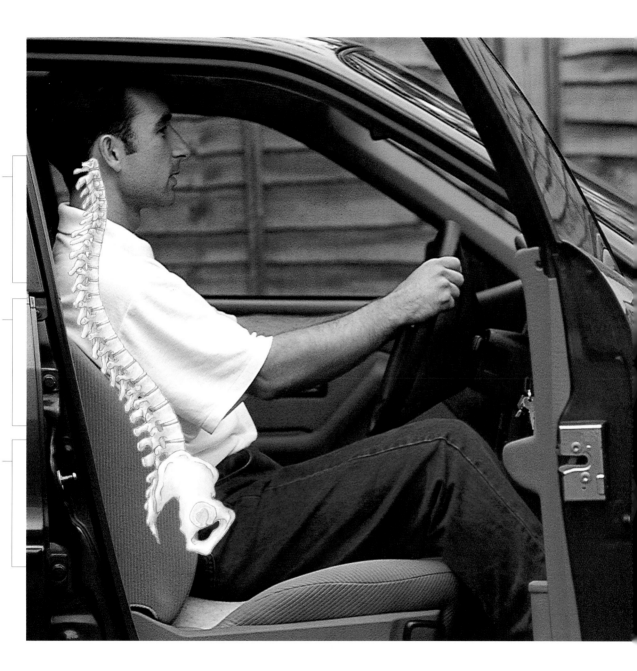

# Postura de trabajo correcta

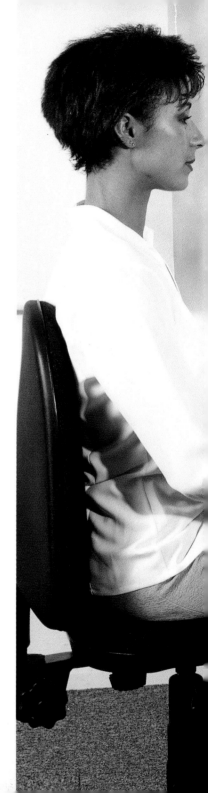

El cuerpo no está diseñado para permanecer sentado durante mucho tiempo; la obligación de trabajar varias horas al día ante un escritorio puede provocar tensión muscular, especialmente en la espalda. Si el trabajo le obliga a estar sentado muchas horas, debe tomar precauciones y disponer del equipo adecuado para que su cuerpo sufra la menor tensión posible. El objetivo es sentarse con comodidad, con la columna erguida pero manteniendo sus curvas en forma de «S», los hombros relajados, el cuello estirado y la cabeza en equilibrio sobre la columna. Su silla debe servir de apoyo a la columna y ser ajustable para que pueda sentarse ante su mesa de trabajo a una altura y un ángulo correctos. La silla debe ser giratoria para no tener que torcer el cuerpo al agarrar un objeto o hablar con un compañero. Si los pies no le llegan al suelo, colóquelos en un reposapiés a fin de mantener las rodillas flexionadas.

Coloque el teléfono, la pantalla del ordenador y el teclado en una posición correcta a fin de evitar movimientos innecesarios que provoquen contracciones o extensiones. Tenga en cuenta las costumbres inconscientes que puede haber desarrollado, como agarrar el teléfono o el bolígrafo con demasiada fuerza, ya que pueden aumentar la tensión en cuello y hombros. Compruebe de vez en cuando qué zonas se ponen tensas, y después relájelas mediante movimientos suaves, ejercicios y automasaje. Intente combinar sus actividades para levantarse de su mesa con frecuencia. Si mantiene la vista fija en la pantalla del ordenador durante mucho tiempo, descanse y ejercite los ojos con regularidad enfocando objetos más distantes.

# Ante el escritorio

• *Mantenga la cabeza erguida, el cuello extendido hacia arriba, los hombros relajados y hacia atrás para ensanchar el pecho.*

• *Incline el respaldo de la silla para que sostenga su columna y siéntese manteniendo la curvatura natural de la espalda.*

• *Mantenga los codos flexionados y relaje las muñecas, apoyándolas en el teclado a una altura un poco inferior que los codos.*

• *Ajuste el asiento para que las rodillas estén un poco más bajas que la cadera.*

• *Sitúe la pantalla a la altura de los ojos o un poco más baja.*

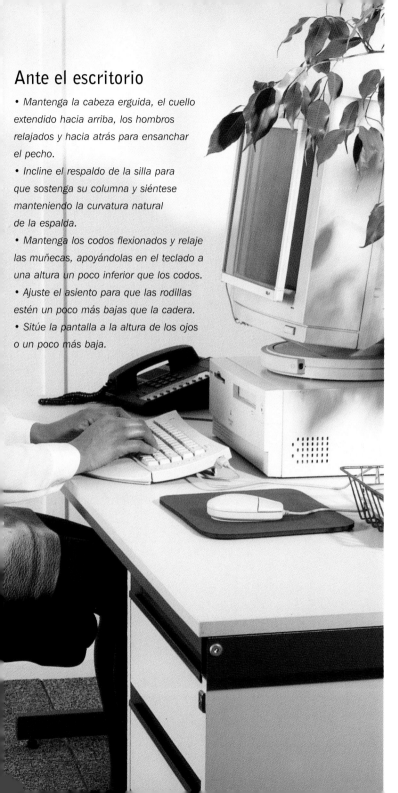

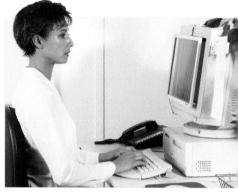

△ USAR UN ATRIL *Bajar la cabeza constantemente provoca tensión en los músculos de la nuca y las cervicales. Fije un atril a la pantalla para evitarlo.*

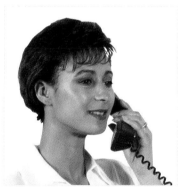

△ SOSTENER EL AURICULAR *Permanezca relajado al usar el teléfono en el trabajo. No sostenga nunca el auricular entre la oreja y el hombro, porque provoca una tensión considerable. No agarre el auricular con demasiada fuerza.*

# Ejercicios para liberarse de la tensión en el trabajo

Cuando usted se concentra en un proyecto, la tensión se va apoderando de su cuerpo. Su respiración se vuelve más superficial, sus hombros se encogen y usted se encorva o bien se reclina hacia atrás en la silla. Si la fecha de entrega está cerca, es probable que trabaje durante mucho tiempo sin hacer un alto. Aunque crea que ese esfuerzo físico le está ayudando a cumplir con el plazo previsto, en

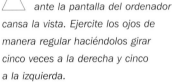

△ EJERCICIOS OCULARES *Trabajar ante la pantalla del ordenador cansa la vista. Ejercite los ojos de manera regular haciéndolos girar cinco veces a la derecha y cinco a la izquierda.*

realidad está agotando sus recursos. Al trabajar, es necesario tener en cuenta nuestro bienestar y confort a fin de lograr los mejores resultados a largo plazo. Es decir, es bueno esforzarse, pero debemos tomarnos un descanso para realizar algún ejercicio y relajar las zonas tensas del cuerpo así como la mente. La recompensa será un mayor placer al trabajar y un mayor grado de energía durante todo el día.

## Giros con la cabeza

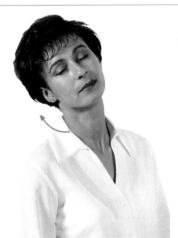

◁ I *Este ejercicio estira los músculos tensos del cuello. El suave movimiento se inicia en las cervicales. Deje caer la cabeza hacia delante y gírela lentamente a la derecha.*

▷ 2 *Deje caer la cabeza hacia atrás con suavidad, antes de girarla a la izquierda. Gire la cabeza cinco veces a la izquierda y después a la derecha.*

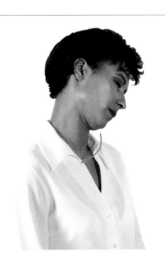

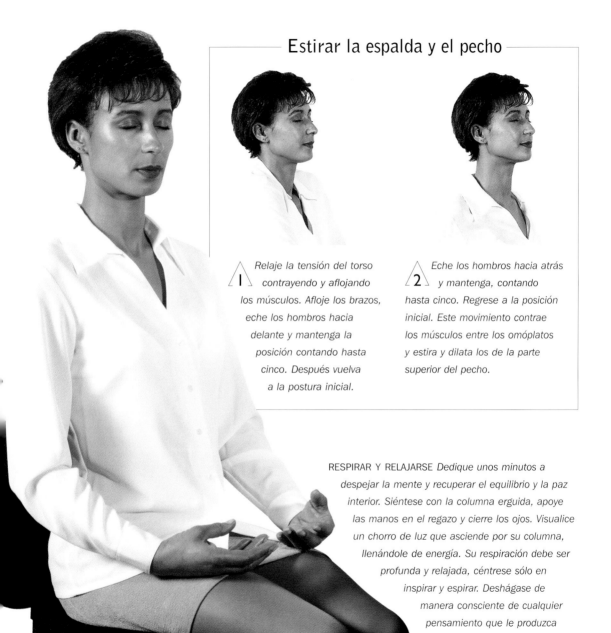

## Estirar la espalda y el pecho

**1** Relaje la tensión del torso contrayendo y aflojando los músculos. Afloje los brazos, eche los hombros hacia delante y mantenga la posición contando hasta cinco. Después vuelva a la postura inicial.

**2** Eche los hombros hacia atrás y mantenga, contando hasta cinco. Regrese a la posición inicial. Este movimiento contrae los músculos entre los omóplatos y estira y dilata los de la parte superior del pecho.

RESPIRAR Y RELAJARSE *Dedique unos minutos a despejar la mente y recuperar el equilibrio y la paz interior. Siéntese con la columna erguida, apoye las manos en el regazo y cierre los ojos. Visualice un chorro de luz que asciende por su columna, llenándole de energía. Su respiración debe ser profunda y relajada, céntrese sólo en inspirar y espirar. Deshágase de manera consciente de cualquier pensamiento que le produzca estrés.*

# Mantenerse flexible

Estos son otros de los ejercicios que podemos realizar durante la jornada. En su mayoría, estos estiramientos se centran en aflojar la tensión de hombros, brazos y manos para que las articulaciones permanezcan relajadas y móviles, y en aumentar la flexibilidad del torso. Cuando éste permanece relajado, es más fácil respirar profundamente durante todo el día, lo cual contribuye a conservar la vitalidad tanto física como mental.

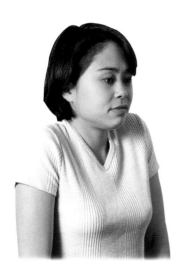

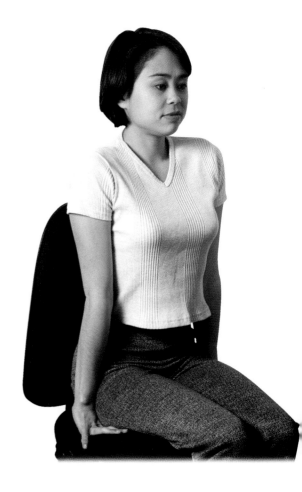

△ ROTACIONES CON LOS HOMBROS *Es fácil hacer rotaciones con los hombros sentado ante su mesa. Con los brazos relajados, haga rotaciones con los hombros, cinco veces hacia delante y cinco hacia atrás. Añádale alguno de los estiramientos de cuello descritos en las páginas 50-51.*

▷ EMPUJAR HACIA ARRIBA *Evite encorvarse apretando la silla con las manos para estirar y elevar el cuerpo. Afloje con suavidad.*

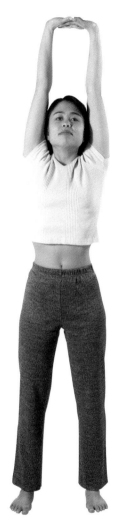

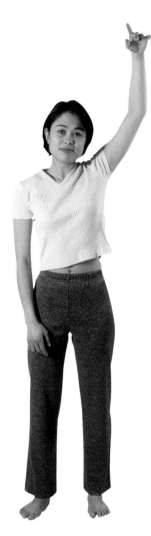

SACUDIR LOS BRAZOS *Elimine la tensión de ambos brazos sacudiéndolos por turno. Deje colgar el brazo y empiece a sacudir desde la punta de los dedos, siguiendo por la mano, la muñeca, el antebrazo, el codo, la parte superior del brazo y el hombro. Sentirá que su brazo vibra, se alarga y se relaja.*

ESTIRAMIENTO HACIA ARRIBA *De pie, estire todo el cuerpo. Levante las manos por encima de la cabeza y entrelace los dedos con suavidad. Tire de las palmas hacia arriba. Relaje la posición lentamente.*

CÍRCULOS CON LOS BRAZOS *Trace círculos con los brazos. Haga rotar un brazo cada vez, con el codo flexionado y los hombros relajados. Gire el brazo cinco veces hacia atrás y cinco hacia delante.*

## Relajar las manos

Las manos son una de las partes del cuerpo que más trabajan debido a acciones repetitivas y a movimientos como agarrar y estirar con fuerza. Relájelas de vez en cuando para reducir la tensión de sus articulaciones, tendones y pequeños huesos. Si las contrae y estira con frecuencia, conseguirá invertir los efectos dañinos que ocasiona la repetición constante de un tipo de movimiento y reducirá considerablemente el riesgo de sufrir lesiones.

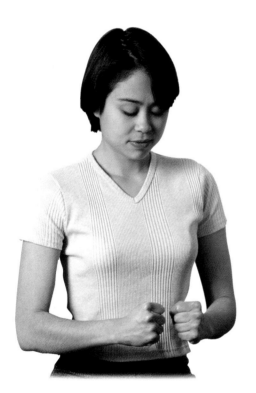

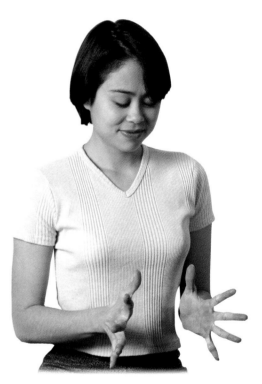

△1△ *Cierre los puños para contraer los músculos y los tendones. Cuente hasta cinco. Repita este ejercicio y el siguiente cinco veces.*

△2△ *Abra las manos para estirar los dedos y los tendones al máximo. Mantenga el estiramiento contando hasta cinco y relaje.*

## Manos flexibles

Las manos, al igual que los pies, tienen puntos reflejos que corresponden a órganos internos. Al estimular estos puntos, se tonifican y relajan las estructuras internas del sistema fisiológico. Además, las terminaciones nerviosas de las manos transmiten una información sensorial esencial al cerebro acerca del mundo exterior. Por este motivo, y para una buena vitalidad general y estar alerta, es importante que las manos permanezcan libres de tensión.

**3** *Finalmente, con los codos flexionados y en ángulo recto respecto al cuerpo, una las palmas delante del pecho. Separe ligeramente las bases de la mano y presione los dedos y las palmas, realizando un estiramiento.*

# Automasaje en el trabajo

Para recuperar la agudeza mental y librarse de la tensión física que va acumulando al trabajar con concentración, bastarán unos minutos de automasaje. Tómese breves descansos durante la jornada o cuando se sienta especialmente estresado, y utilice estos movimientos sencillos para aliviar el estrés y recuperar la energía. Se sentirá más despierto y capaz de abordar cualquier reto laboral. Los siguientes ejercicios de automasaje se centran en puntos de tensión claves que tienden a acumular tensión al trabajar ante el escritorio: la cabeza, el rostro, la nuca y los hombros. Para obtener los mejores resultados, dedique un minuto a cada ejercicio.

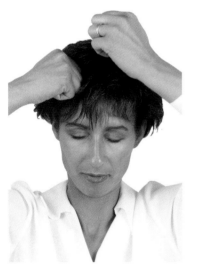
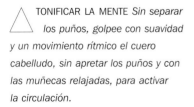

△ TONIFICAR LA MENTE *Sin separar los puños*, golpee con suavidad y un movimiento rítmico el cuero cabelludo, sin apretar los puños y con las muñecas relajadas, para activar la circulación.

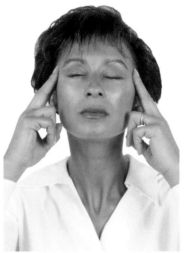

△ MASAJE DE SIENES *Para eliminar la tensión* alrededor de los ojos y en la frente, masajee las sienes haciendo círculos hacia atrás con los dedos índice y medio. Cierre los ojos y elimine la tensión con estos movimientos fluidos.

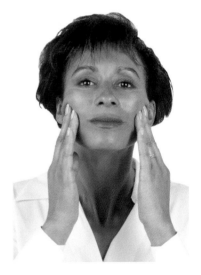

△ MASAJE DE MEJILLAS *Para relajar las mejillas* y la boca, haga masajes circulares hacia atrás. Para que la boca se afloje, asegúrese de que los músculos de las mejillas se desplazan gracias a los movimientos en espiral de los dedos.

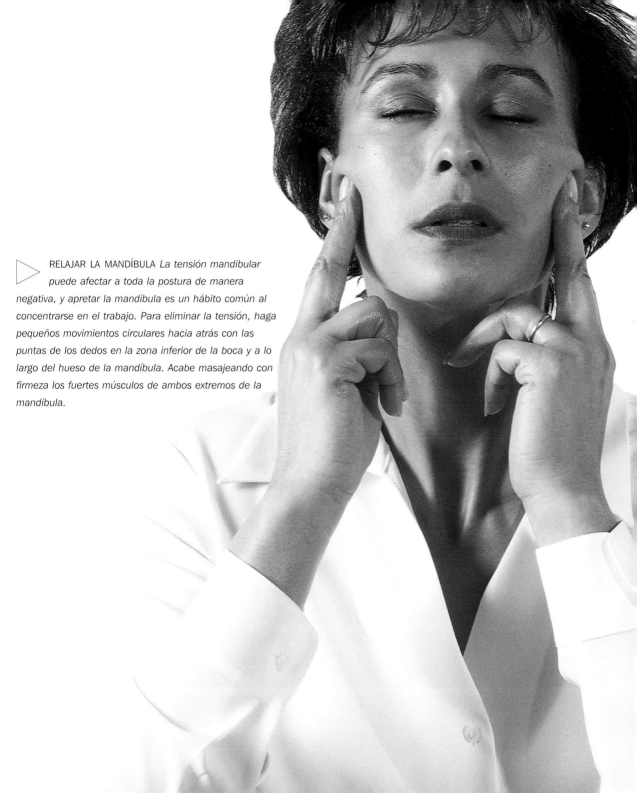

▷ RELAJAR LA MANDÍBULA *La tensión mandibular puede afectar a toda la postura de manera negativa, y apretar la mandíbula es un hábito común al concentrarse en el trabajo. Para eliminar la tensión, haga pequeños movimientos circulares hacia atrás con las puntas de los dedos en la zona inferior de la boca y a lo largo del hueso de la mandíbula. Acabe masajeando con firmeza los fuertes músculos de ambos extremos de la mandíbula.*

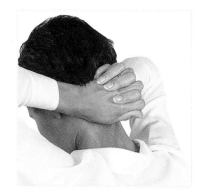

AMASAR LA NUCA *Coloque ambas manos en la nuca, entrelace los dedos y apoye la nuca en ellas. Presione la nuca con la base de las manos y amase los músculos, subiendo y bajando.*

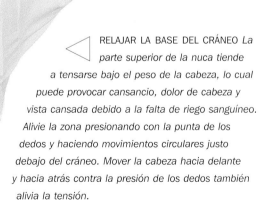

RELAJAR LA BASE DEL CRÁNEO *La parte superior de la nuca tiende a tensarse bajo el peso de la cabeza, lo cual puede provocar cansancio, dolor de cabeza y vista cansada debido a la falta de riego sanguíneo. Alivie la zona presionando con la punta de los dedos y haciendo movimientos circulares justo debajo del cráneo. Mover la cabeza hacia delante y hacia atrás contra la presión de los dedos también alivia la tensión.*

## Usar un masajeador

Puede usar un masajeador para hacer fricciones circulares desde la parte superior del pecho hasta los hombros y aliviar la tensión de los músculos pectorales contraídos, que pueden limitar la respiración. Para aflojarlos, (véase derecha), haga movimientos circulares de dentro afuera. Haga girar las clavijas primero en un lado y después en el otro, desde el esternón hasta la clavícula. Reduzca la presión al pasar por encima de un hueso.

Recorra con movimientos circulares y la ayuda del masajeador la parte superior del brazo para aflojar músculos tensos (véase izquierda). Siga masajeando el antebrazo, el dorso de la mano y la palma. Luego repita en el otro brazo.

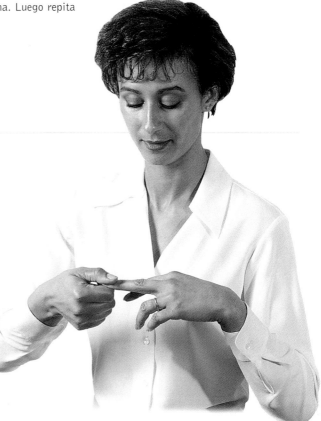

▷ ESTIRAR LOS DEDOS *Estire y estimule cada dedo para eliminar la rigidez. Agarre el meñique con el índice y el pulgar de la otra mano. Tire del dedo con suavidad y apriete la punta antes de soltarlo. Vuelva a agarrarlo y aplique una presión suave en todo el dedo. Repita en los demás dedos y después en la otra mano.*

# CAPÍTULO CUATRO

# Masajes rápidos para compañeros de trabajo

Fomente el aprendizaje de las técnicas básicas de masaje descritas en este libro entre sus colegas y aliéntelos a que se acostumbren a utilizar el masajeador. Debería resultarle sencillo una vez se den cuenta de lo fácil que es aliviar la tensión con estos masajes rápidos. De este modo podrán ayudarse mutuamente en los descansos cuando aparezca el estrés y recuperarán así un ambiente de trabajo relajado.

Los masajes que se muestran en este capítulo son adecuados para el entorno más formal de la oficina, ya que quien lo recibe pude permanecer vestido y sentado. Disponga de un masajeador en su lugar de trabajo para cuando lo necesite. Úselo solo o en combinación con otros movimientos cuando sus compañeros prefieran el contacto mecánico al manual.

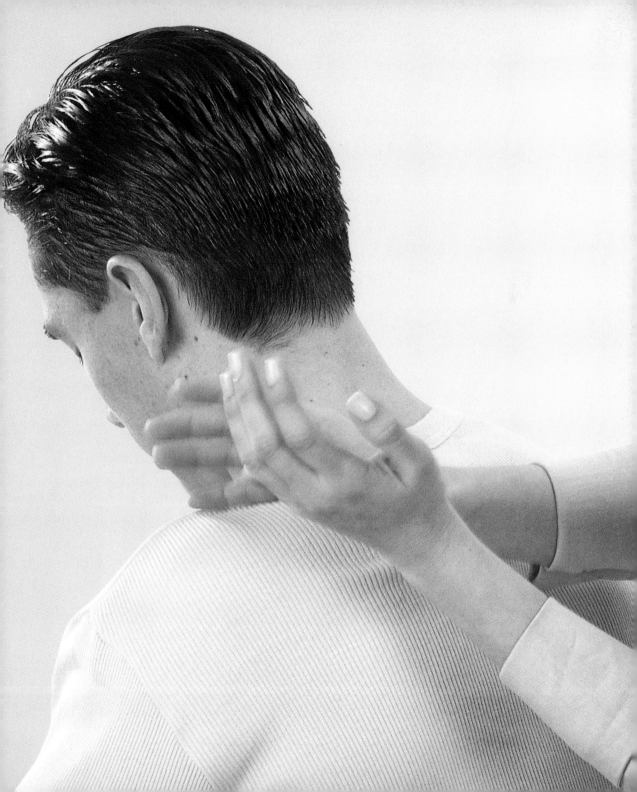

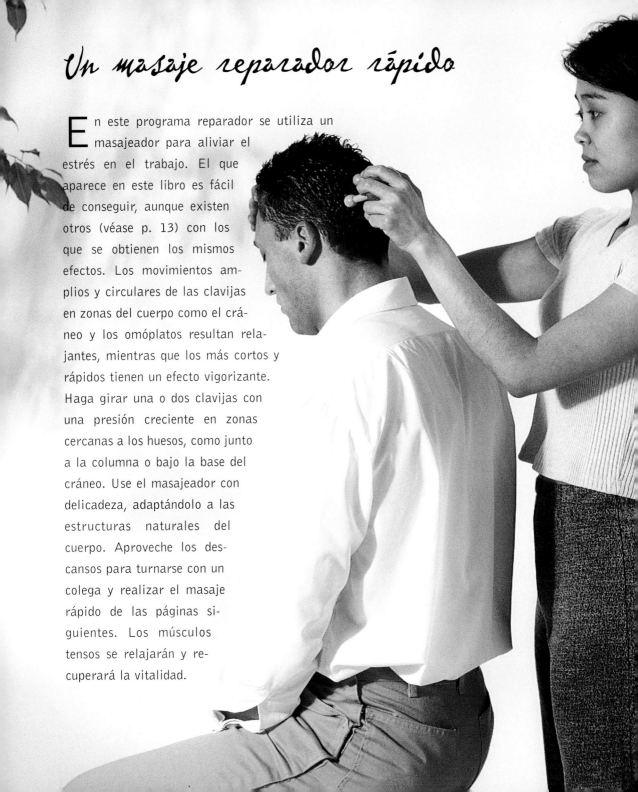

# Un masaje reparador rápido

En este programa reparador se utiliza un masajeador para aliviar el estrés en el trabajo. El que aparece en este libro es fácil de conseguir, aunque existen otros (véase p. 13) con los que se obtienen los mismos efectos. Los movimientos amplios y circulares de las clavijas en zonas del cuerpo como el cráneo y los omóplatos resultan relajantes, mientras que los más cortos y rápidos tienen un efecto vigorizante. Haga girar una o dos clavijas con una presión creciente en zonas cercanas a los huesos, como junto a la columna o bajo la base del cráneo. Use el masajeador con delicadeza, adaptándolo a las estructuras naturales del cuerpo. Aproveche los descansos para turnarse con un colega y realizar el masaje rápido de las páginas siguientes. Los músculos tensos se relajarán y recuperará la vitalidad.

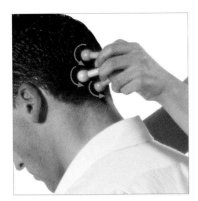

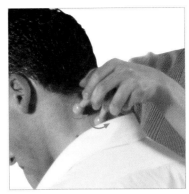

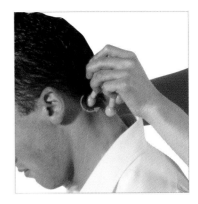

△ CUERO CABELLUDO *Sostenga la frente del compañero con la palma de una mano y haga girar el masajeador con una presión uniforme por el cuero cabelludo para estimular todo el cráneo.*

△ NUCA *Con mucha suavidad, presione la nuca con las clavijas, haciendo pequeños círculos continuos, para aflojar y masajear los músculos.*

△ BASE DEL CRÁNEO *Incline el masajeador y haga círculos con una única clavija, en un solo punto por vez, justo debajo de la base del cráneo. Masajee hacia la columna desde ambos lados.*

▷ COLUMNA *Sostenga un hombro con una mano e incline el masajeador hacia delante y presione el músculo junto a la columna con dos clavijas. Haga círculos con las clavijas en una zona cada vez, desde los omóplatos hasta la parte superior de la espalda.*

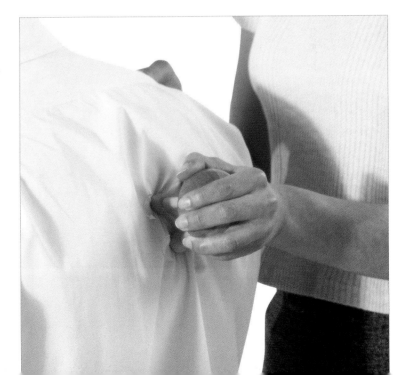

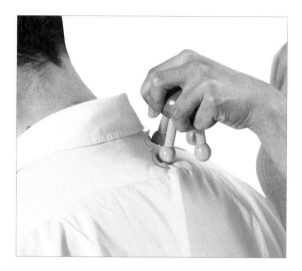

### A lo largo de la columna

El masaje de la columna y los movimientos aquí descritos deben realizarse primero en un lado del cuerpo y después en el otro.

◁ BASE DE LA NUCA *Alivie la tensión de la zona haciendo girar las dos clavijas delanteras del masajeador por encima de los músculos, aumentando la presión a medida que se aflojan.*

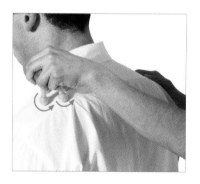

△ PARTE SUPERIOR DE LOS HOMBROS *Relaje esta zona con movimientos fluidos y regulares. Aplique una presión regular con las cuatro clavijas, desde la nuca hasta el hombro. Reduzca la presión al entrar en contacto con el hueso.*

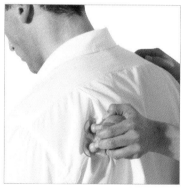

△ OMÓPLATOS *Siga aplicando movimientos regulares y circulares al músculo que recubre el hueso plano y triangular del omóplato, aliviando la tensión y la rigidez y aumentando la flexibilidad.*

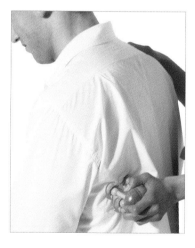

△ TÓRAX *Deslice el masajeador por un costado del tórax haciendo girar las clavijas junto al omóplato y en su base para activar la circulación.*

▽ PARTE SUPERIOR DE LOS BRAZOS *Masajee los músculos dibujando círculos pequeños y enérgicos para aumentar la flexibilidad de todo el miembro y aliviar la tensión de los hombros. Repita en el otro lado.*

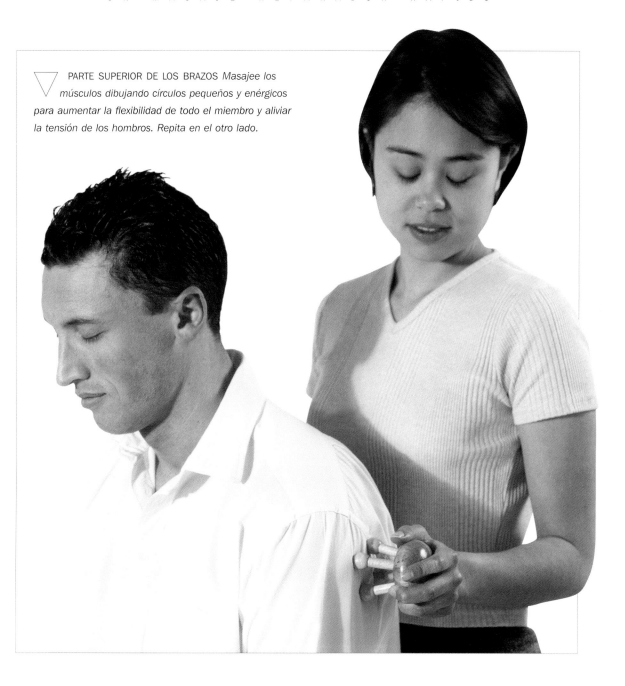

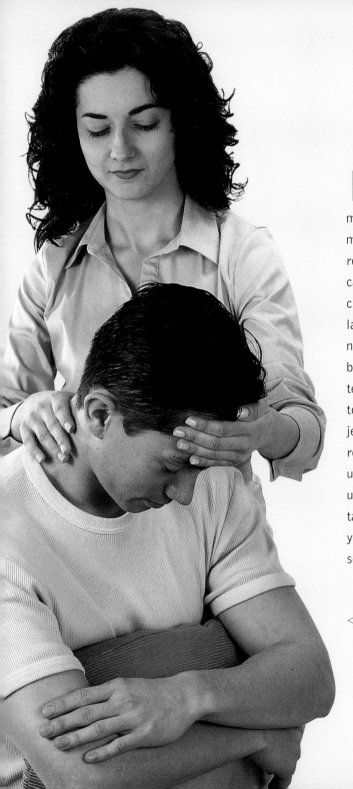

# Masaje de diez minutos

El contacto de las manos con el cuerpo aña-
de una dimensión más eficaz a un tratamiento reparador rápido. Se pueden aplicar numerosas técnicas de masaje con las manos para
relajar y tonificar los músculos. La naturaleza
cálida y tranquilizante de este masaje proporciona una relajación general incluso a través de
la ropa. Las técnicas de este masaje de diez minutos son una adaptación de los movimientos
básicos descritos en las páginas 16-31. Consúl-
telas para memorizarlos y comprender sus efectos y beneficios. En la oficina, donde los masajes se realizan con la ropa puesta, es imposible
recrear los mismos movimientos deslizantes de
un masaje con aceite, pero se puede desarrollar
un programa similar. El compañero ha de sentarse a horcajadas en una silla con el pecho apoyado en el respaldo y, para mayor comodidad,
sobre un cojín.

PRIMER CONTACTO *Empiece con un contacto que
le permita a su compañero relajarse durante unos
instantes. Coloque una mano en su frente y la otra en la
nuca. Sus manos han de transmitir una tranquilizadora
sensación de quietud.*

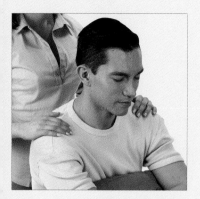

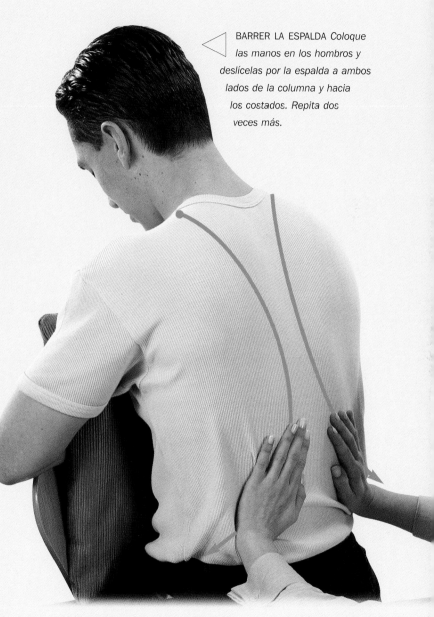

BARRER LA ESPALDA *Coloque las manos en los hombros y deslícelas por la espalda a ambos lados de la columna y hacia los costados. Repita dos veces más.*

△ CONTACTO EN LOS HOMBROS *Apoye las manos suavemente en los hombros de su colega. Su calor inducirá la relajación de los hombros a medida que empieza a aflojarse.*

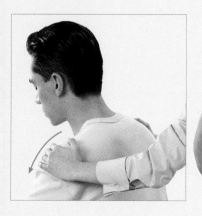

△ BARRER LOS HOMBROS *Amolde las manos a los hombros y deslícelas hacia fuera hasta la parte superior de los brazos.*

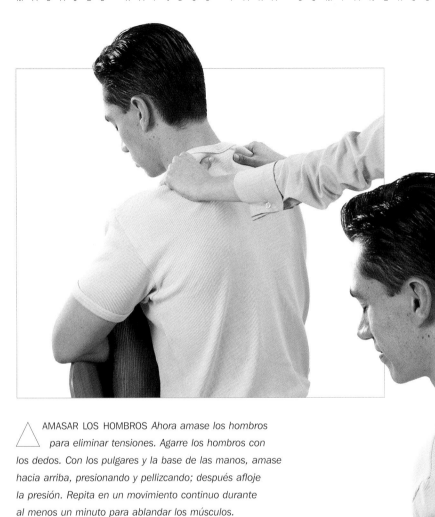

△ AMASAR LOS HOMBROS *Ahora amase los hombros*
*para eliminar tensiones. Agarre los hombros con*
*los dedos. Con los pulgares y la base de las manos, amase*
*hacia arriba, presionando y pellizcando; después afloje*
*la presión. Repita en un movimiento continuo durante*
*al menos un minuto para ablandar los músculos.*

▷ AMASAR LOS BRAZOS *Amolde ambas manos a la*
*parte superior de los brazos. Amase los músculos*
*con los dedos y la base de la mano, apretando y aflojando*
*hasta el codo. Repita dos veces más para relajar*
*los brazos.*

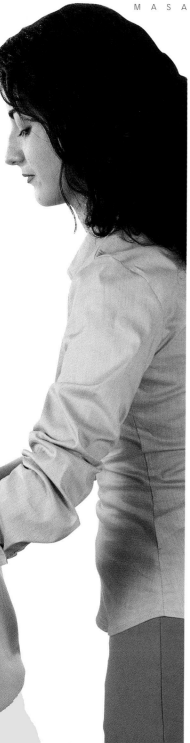

▷ AMASAR LA NUCA *Con la cabeza inclinada hacia delante, entrelace los dedos con suavidad y apoye las palmas y la base de las manos en la nuca. Amase los músculos subyacentes acercando ambas bases de las manos, cuidando de no pellizcar la piel. Afloje la presión y repita el movimiento más abajo.*

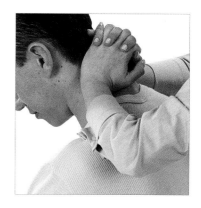

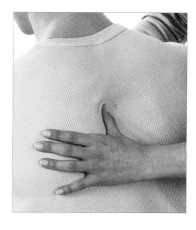

◁ MOVIMIENTOS QUE AFLOJAN *Elimine la tensión de la zona que rodea la nuca. Agarre los hombros con los dedos y hunda los pulgares en los músculos. Hágalos rotar en un punto cada vez, aumentando la presión en la primera mitad del círculo.*

▷ PRESIÓN MÁS PROFUNDA *Centre la presión en un solo pulgar para penetrar en las capas más profundas del tejido de los puntos tensos a amos lados de la columna. Sostenga el torso con una mano y presione despacio un punto tenso con el otro pulgar antes de hacerlo girar varias veces. Después desplace el pulgar a otro punto tenso. Acabe con movimientos de barrido a lo largo de la columna.*

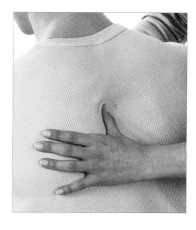

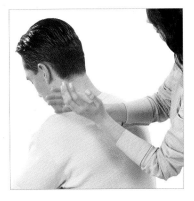

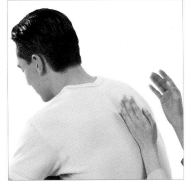

GOLPETEO EN LA COLUMNA
*Efectúe una serie de golpes continuos a ambos lados de la columna hasta la mitad de ésta, evitando golpear las vértebras. Estimulará los músculos cansados y tonificará la espalda.*

GOLPETEO DE HOMBROS
*Efectúe golpes rápidos con el canto de la mano en la parte superior de los hombros para eliminar la tensión muscular y estimular la circulación. No golpee directamente sobre el hueso.*

GOLPETEO EN LOS HOMBROS CON LOS PUÑOS *Puede ser otra opción (o una continuación) para aumentar el efecto vivificante del masaje en la oficina. Con los puños y las muñecas relajadas, golpee la parte superior de los hombros.*

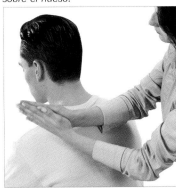

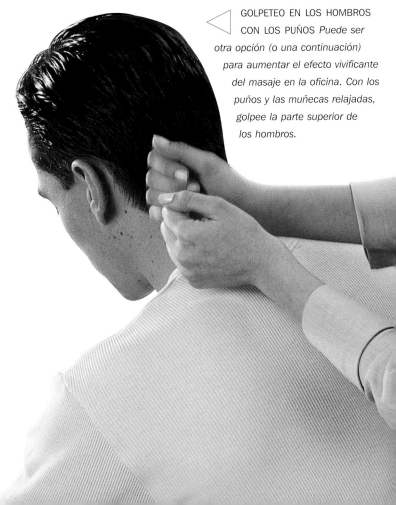

GOLPETEO CON AMBAS MANOS
*Los golpes con ambas manos provocan un impacto menor que los anteriores. Una las palmas y haga rebotar los cantos de las manos por encima de los hombros.*

MASAJE DEL CUERO CABELLUDO *Este masaje aclara y refresca la mente. Coloque los pulgares en la cabeza, forme una garra con las manos y masajee todo el cuero cabelludo haciendo círculos hacia atrás con las puntas de los dedos.*

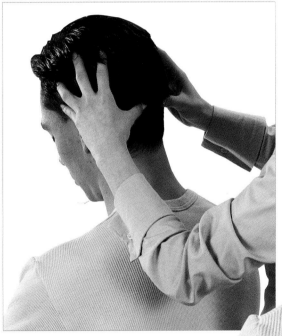

FINAL RELAJANTE *Complete el masaje de diez minutos colocando las manos en la cabeza, con suavidad y simétricamente, centrando la atención en este tranquilizador contacto. Después retire las manos con lentitud.*

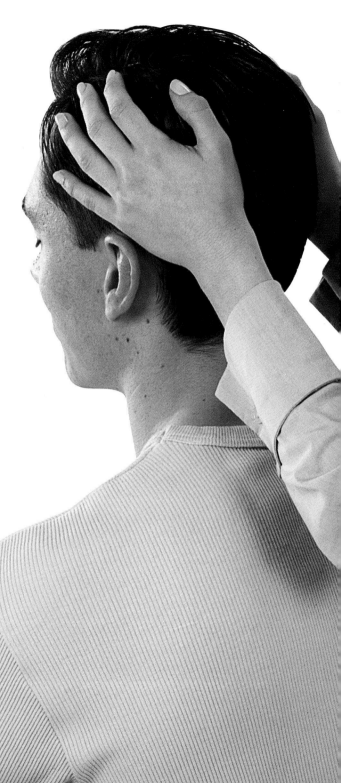

# Masaje de los puntos de presión

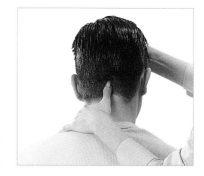

Esta sesión breve, consistente en presionar con el pulgar puntos específicos de la parte superior de la espalda, puede aliviar el dolor de hombros y nuca o un dolor de cabeza. Estas presiones se efectúan a lo largo de los meridianos de energía del tronco (véase recuadro, p. opuesta) para eliminar una tensión muscular profunda. Aunque no sigue estrictamente el masaje shiatsu tradicional, que suele llevarse a cabo en el suelo y comprende posturas, estiramientos y movimientos específicos, la estimulación de los puntos de presión puede liberar la energía bloqueada y desencadenar el alivio de la tensión muscular.

Recorra los puntos indicados en la fotografía, presionando con una separación del ancho del pulgar. Apóyese en los pulgares y presione cada punto durante unos cinco segundos; luego afloje la presión lentamente. Tenga en cuenta que algunos puntos pueden ser especialmente dolorosos; pida a su compañero que le indique si la presión se vuelve molesta. Antes de incidir en los puntos de presión, caliente y afloje los hombros con movimientos de amasado y percusión.

/1\ PARTE SUPERIOR DE LA NUCA
*Busque con el pulgar el hueco situado en el extremo de la columna, bajo la base del cráneo. Sostenga la frente con la otra mano y presione hacia arriba con el pulgar.*

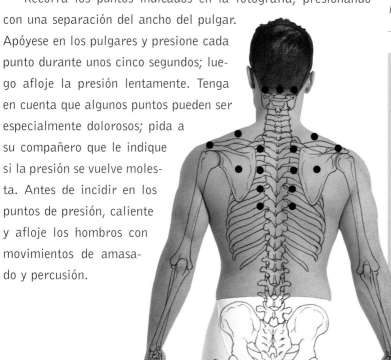

## Puntos de presión

- PARTE SUPERIOR DE LA NUCA *Alivia la rigidez y el dolor de cabeza.*
- BASE DEL CRÁNEO *Alivia el dolor de la nuca y despeja los senos frontales.*
- HOMBROS *Reduce el dolor.*
- COLUMNA *Alivia el dolor de espalda, relaja, beneficia los órganos internos.*
- OMÓPLATO *Alivia el dolor del hombro rígido, facilita la respiración.*

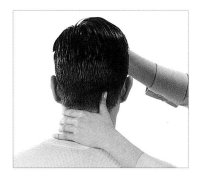

**2** BASE DEL CRÁNEO *Los puntos de presión de la base del cráneo se hallan a unos 2 cm de distancia a ambos lados de la parte superior de la nuca. Presione primero en un lado y después en el otro, hundiendo el pulgar en el hueco situado bajo el hueso; afloje despacio.*

**3** HOMBROS *Presione con los pulgares la parte superior de los hombros, desde la base de la nuca hasta el borde exterior de los hombros. Aplique presión a puntos separados por el ancho del pulgar.*

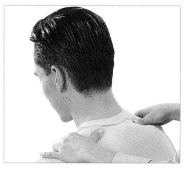

**4** COLUMNA *Presione la zona situada a ambos lados de las vértebras con los pulgares, desde los hombros hasta la base de los omóplatos. Ayúdese con su peso para presionar y luego afloje la presión.*

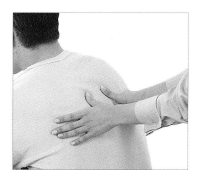

**5** OMÓPLATOS *Busque la hendidura del centro del omóplato. Sostenga el cuerpo colocando una mano en la parte delantera del hombro. Presione el hueco con suavidad, con el pulgar. Repita en el otro omóplato.*

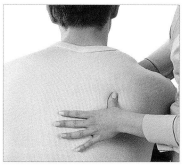

### Meridianos de energía

En la actualidad, artes curativas tradicionales de Oriente como el shiatsu, la acupresión y la acupuntura, gozan de una amplia aceptación para prevenir y tratar numerosas dolencias físicas. Estas terapias alternativas parten de la premisa de que en el interior del cuerpo existen canales, conocidos como meridianos, a través de los cuales fluye la energía vital. Cuando este flujo natural se enlentece o bloquea, nuestra salud se ve afectada.

Se cree que ciertos lugares situados a lo largo de los meridianos funcionan como puntos clave de energía, que al ser estimulados restablecen los propios procesos curativos del cuerpo.

# CAPÍTULO CINCO

# Movimientos pasivos

Eliminar la tensión supone una respuesta tanto psicológica como fisiológica, sobre todo si uno se siente presionado para mantener el control durante todo el tiempo. Si usted se reconoce en frases como «echárselo todo a la espalda» o «estar hasta el cuello de trabajo», entonces los movimientos pasivos descritos en este capítulo pueden ayudarle a liberarse del estrés tanto físico como mental. Estas técnicas, en este caso centradas en la zona de la nuca y los hombros, eliminan las tensiones y contracturas que se forman alrededor de los principales huesos y articulaciones del cuerpo.

La sesión consiste en hacer movimientos pasivos, diseñados para que el compañero activo levante y sostenga el peso de una parte del cuerpo, como la cabeza o un brazo, y lo mueva suavemente sin la ayuda de la otra persona. La capacidad de dejar el control del peso y el movimiento en manos de otro permite una gran relajación. Practique los movimientos pasivos con un compañero o amigo en el confort del hogar, donde resulta más fácil liberarse de la necesidad de estar siempre al mando.

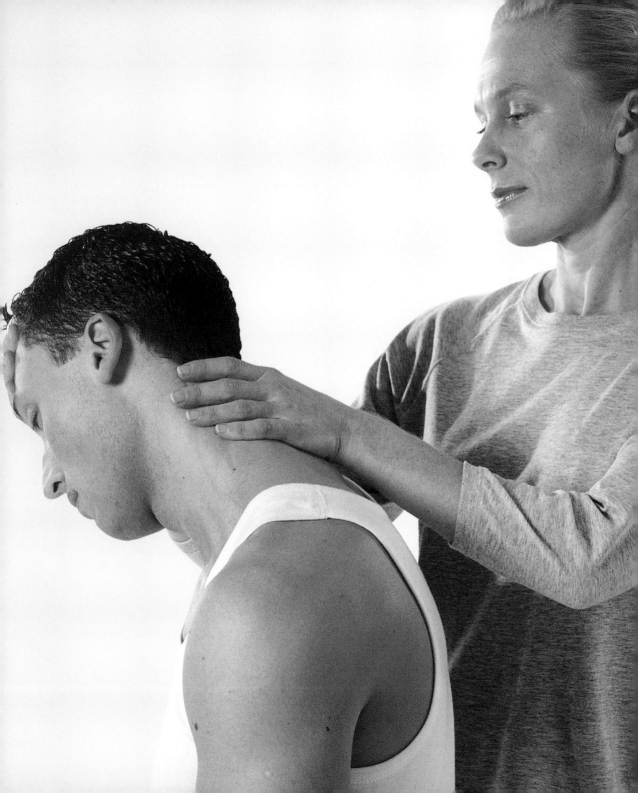

# Manos seguras

Los movimientos pasivos requieren práctica para ser eficaces. La persona que los realice debe aprender a transmitir una sensación de confianza a través de sus manos mientras manipula el cuerpo del compañero con movimientos suaves pero persuasivos, para que éste se sienta lo bastante seguro para permanecer pasivo y confiado mientras su compañero manipula su cuerpo.

Hay que mover la cabeza, la nuca, las articulaciones de los hombros y los brazos con lentitud, según su movimiento natural y sin forzarlos. Nunca hay que empujar ninguna parte del cuerpo más allá de su punto de resistencia. Sin embargo, se puede fomentar la relajación en una zona tensa llevando el movimiento al punto justo por debajo del umbral de resistencia. La persona que recibe el tratamiento ha de respirar cómoda pero profundamente, centrar su atención en el movimiento, permitir que el compañero sostenga

▷ *Coloque con suavidad una mano en la frente del compañero y sostenga la nuca con la otra. Dígale que deje caer el peso de su cabeza en la mano.*

el peso de esa parte del cuerpo y ceder el control. Este aflojamiento mental y físico induce una profunda relajación en las zonas contracturadas.

## Giros con la cabeza

Los movimientos giratorios de la cabeza aumentan la flexibilidad de la nuca y la parte superior de la columna; la cabeza parece más suelta. La persona que recibe el masaje debe estar sentada en una silla o un taburete, con la columna relajada pero erguida. Presionando la frente con suavidad, haga girar la cabeza tres veces a la derecha y tres a la izquierda.

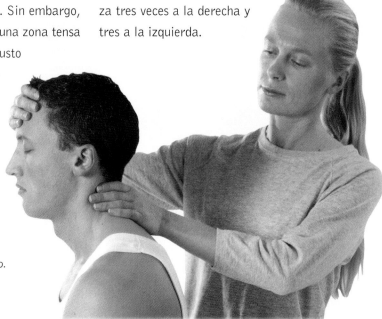

## Levantar los hombros

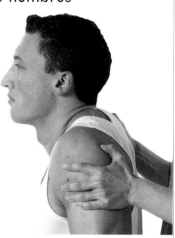

Con este movimiento pasivo se alivia la rigidez del cuello al levantar los hombros y después bajarlos lentamente hasta una posición relajada. Agarre la parte superior de cada brazo con las manos y después llévelas hacia arriba para levantarle los hombros. Indíquele al compañero que inspire profundamente al hacerlo. Al espirar, baje el peso de brazos y hombros. Repita el movimiento dos veces más.

*Nota*

No haga uso de los movimientos pasivos cuando las articulaciones y los músculos están muy rígidos o si existe una lesión.

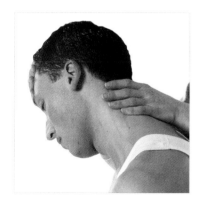

/2\ Gire despacio la cabeza del compañero hacia la derecha para estirar el lado izquierdo del cuello. Asegúrese de que el movimiento se inicia en las cervicales.

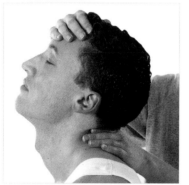

/3\ Siga girando la cabeza de manera que el peso caiga hacia atrás, generando una flexión en la parte superior de la columna. El compañero no ha de contribuir al movimiento, sino dejar el peso y el movimiento de la cabeza en sus manos.

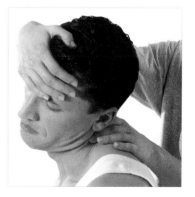

/4\ A medida que la cabeza sigue su rotación hacia la izquierda, se estira el lado derecho del cuello. Devuelva la cabeza a su posición inicial antes de repetir el movimiento.

# Movimientos de la cabeza y el cuello

Los movimientos pasivos aquí descritos se centran en la cabeza y el cuello. El objetivo del movimiento es inducir al compañero a dejar el peso de la cabeza en las manos del masajista para que éste pueda elevarla y volver a bajarla. A ello le sigue un movimiento que consiste en hacer girar la cabeza a un lado y al otro. A muchos les resulta difícil dejar de controlar el peso y el movimiento de la cabeza. La cabeza representa la mente, la «dueña» de los sentimientos. En momentos de estrés, los hombros se tensan para bloquear las emociones incómodas. Para estas personas, aflojarse puede significar la sensación de perder el control, de manera que es importante que las manos del masajista transmitan confianza y seguridad y que los movimientos sean lentos y regulares.

Antes de empezar, quien recibe el masaje debe tenderse cómodamente en el suelo, sobre una alfombra o un colchón, respirar profundamente y sentirse completamente relajado y cómodo. El masajista ha de situarse detrás de la cabeza del compañero y tener en cuenta su propia postura antes y durante el masaje: debe mantener la columna y el cuello erguido y no encoger los hombros.

Al trabajar en el suelo, debe arrodillarse y flexionar una rodilla apoyando el pie en el suelo: le será posible entonces incorporarse impulsándose con la parte inferior del cuerpo sin forzar la columna.

## Girar la cabeza

Este movimiento pasivo consiste en levantar y girar ligeramente la cabeza del masajeado para estirar y relajar el cuello y los músculos de la base del cráneo. Haga girar la cabeza tres veces hacia cada lado.

## Elevar y bajar la cabeza

Este movimiento pasivo consiste en levantar la cabeza del masajeado para estirar el cuello. Haga una pausa tras cada movimiento para que pueda disfrutar del efecto relajante.

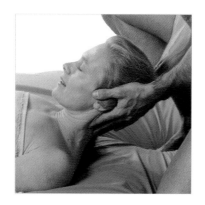

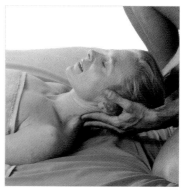

◁ **1** *Coloque las manos debajo de la cabeza de su compañero con los dedos en la nuca apuntando hacia abajo y la cabeza apoyada en las palmas. Coloque los pulgares junto a las orejas. Realice los pasos 2 y 3. Repita tres veces.*

△ **2** *Incorpórese con cuidado al levantar la cabeza del compañero para estirar la nuca. Asegúrese de que la cabeza permanece alineada con la columna durante el movimiento.*

△ **3** *Vuelva a apoyarse en los muslos al bajar la cabeza lenta y regularmente hasta el suelo, sin mover las manos. Repita dos veces más.*

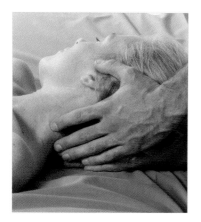

◁ **1** *Mantenga las manos en la misma posición (arriba) y levante la cabeza un par de centímetros. Hágala girar lentamente hacia la derecha, apoyándola en la palma de la mano derecha.*

**2** ▷ *Ahora gire la cabeza con suavidad a la izquierda, apoyándola sobre la mano izquierda. Después vuelva a la posición inicial.*

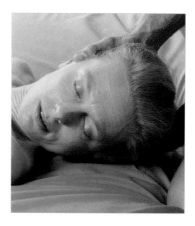

# Movimientos de los hombros

A través de los movimientos indicados, deje que sus manos transmitan una importante sensación de apertura de pecho y hombros y de alargamiento de los brazos, para que su compañero pueda relajar la tensión del torso. Durante el primer movimiento, permanezca en la posi-ción descrita en las páginas 78-79, y después colóquese a un lado del cuerpo para completar el masaje. Trabaje primero un lado del cuerpo y después el otro. Al final de esta sesión, su compañero debe sentir una mayor apertura en el pecho.

1 PRESIONAR LOS HOMBROS *Apoye las manos en los hombros del compañero con los dedos apuntando al pecho y las palmas sobre las articulaciones. Para ensanchar el pecho, apoye el peso en las manos y presione los hombros hacia abajo con suavidad. Afloje la presión lentamente. Repita este movimiento tres veces.*

2 ENSANCHAR LOS HOMBROS *Levante ligeramente un hombro con la mano izquierda y después páselo a la derecha. Desplace la mano izquierda con suavidad, con la palma hacia arriba y los dedos apuntando a la columna, y colóquela bajo el omóplato. Sitúe la mano derecha en paralelo en la parte delantera del torso. Haga una pausa para que el compañero relaje el hombro sostenido por las manos; después, deslice las manos hasta el borde del hombro, relajando esa zona.*

## Estiramiento del brazo

Para realizar este movimiento, póngase de rodillas junto a la cadera de su compañero, frente a la parte superior de su hombro. El movimiento consiste en un estiramiento relajante que proporciona sensación de alargamiento y liberación en toda la extremidad. Deslice las manos a lo largo del brazo suave y regularmente.

1 Amolde la mano izquierda a la articulación del hombro y coloque la derecha debajo. Asegúrese de que el codo permanezca ligeramente flexionado y deslice ambas manos a lo largo del brazo con suavidad pero con firmeza, hasta justo debajo de la articulación del codo.

2 Inclínese hacia atrás y siga deslizando las manos por el antebrazo hasta la muñeca. Agarre la muñeca con la mano izquierda, deslice la derecha hacia abajo y agarre la mano del compañero. Échese un poco más hacia atrás y estire el brazo con suavidad desde el hombro.

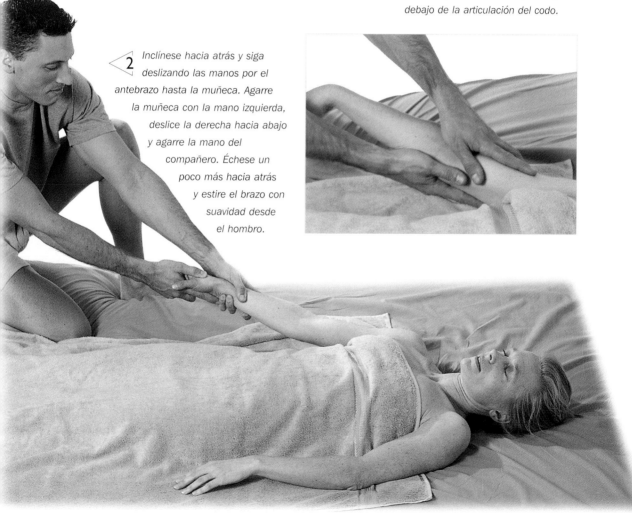

# Movimientos pasivos de los brazos

Estos movimientos pasivos pueden aumentar la flexibilidad y la relajación en el brazo y la articulación del hombro. El objetivo es relajar el hombro sosteniendo el peso del brazo, levantándolo y bajándolo, de manera que los movimientos se originen en la articulación del hombro. Si siente que su compañero intenta acompañar el movimiento, o si el brazo se pone rígido, haga una breve pausa para que sea consciente de que ofrece resistencia, y después continúe. Puede convencer a su compañero para que se relaje, pero nunca presione, ya sea con palabras o movimientos, pues generalmente resulta contraproducente. Si en esta ocasión su compañero fuera incapaz de relajarse, trabaje dentro de los parámetros de su resistencia, ya que incluso de este modo puede fomentar cierto grado de relajación.

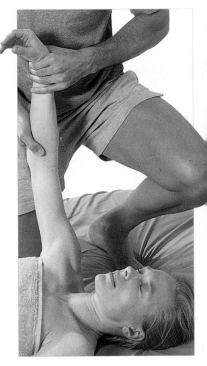

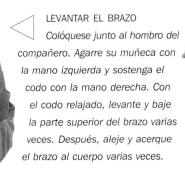

LEVANTAR EL BRAZO
*Colóquese junto al hombro del compañero. Agarre su muñeca con la mano izquierda y sostenga el codo con la mano derecha. Con el codo relajado, levante y baje la parte superior del brazo varias veces. Después, aleje y acerque el brazo al cuerpo varias veces.*

ESTIRAR EL BRAZO *Incorpórese, levantando y estirando el brazo; tire con suavidad de la articulación del hombro. Afloje el estiramiento volviendo a bajar el brazo, sosteniendo la parte posterior del codo con una mano cuando éste se flexiona.*

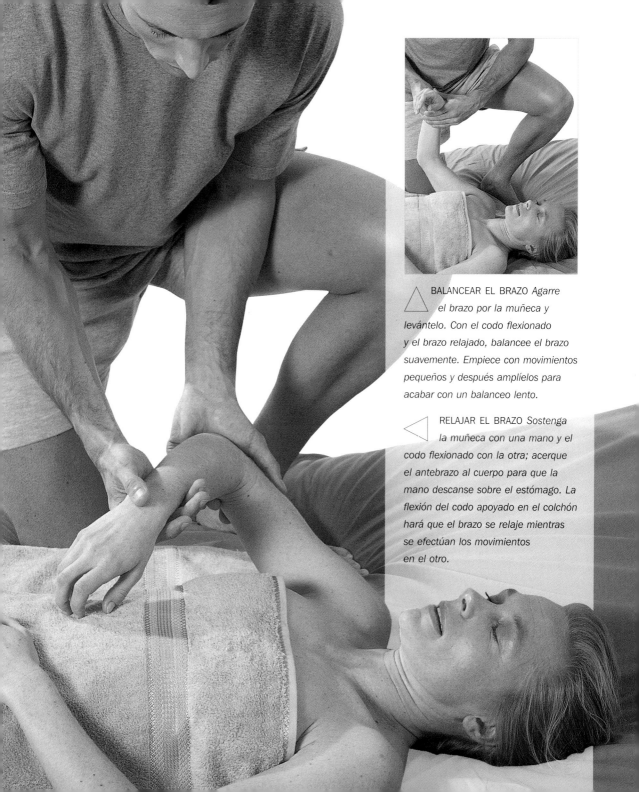

△ BALANCEAR EL BRAZO *Agarre el brazo por la muñeca y* levántelo. Con el codo flexionado y el brazo relajado, balancee el brazo suavemente. Empiece con movimientos pequeños y después amplíelos para acabar con un balanceo lento.

◁ RELAJAR EL BRAZO *Sostenga la muñeca con una mano y el* codo flexionado con la otra; acerque el antebrazo al cuerpo para que la mano descanse sobre el estómago. La flexión del codo apoyado en el colchón hará que el brazo se relaje mientras se efectúan los movimientos en el otro.

# CAPÍTULO SEIS

# Masaje de la cabeza, cuello y rostro

El hogar ha de ser el lugar donde nos relajemos después de un día estresante. En ese entorno, podremos disfrutar del placer de un agradable masaje en la cabeza, el rostro y el cuello, sabiendo que es el momento de descansar. Los movimientos que se muestran en este capítulo se combinan en un masaje que calma la mente y que al mismo tiempo elimina la tensión y las molestias físicas. Un masaje en la cabeza, el cuello y el rostro resulta tonificante y es una buena preparación para disfrutar del resto de la velada. También supone una ayuda inestimable para relajarse y disfrutar de un sueño tranquilo.

Comparta el placer de dar o recibir este masaje con la pareja o un amigo íntimo. La habitación debe estar tibia y confortable, y la iluminación suave. Para crear un ambiente tranquilo, encienda velas o ponga música suave. Aplíquese un poco de loción corporal o aceite en las manos para poder efectuar las fricciones con mayor facilidad.

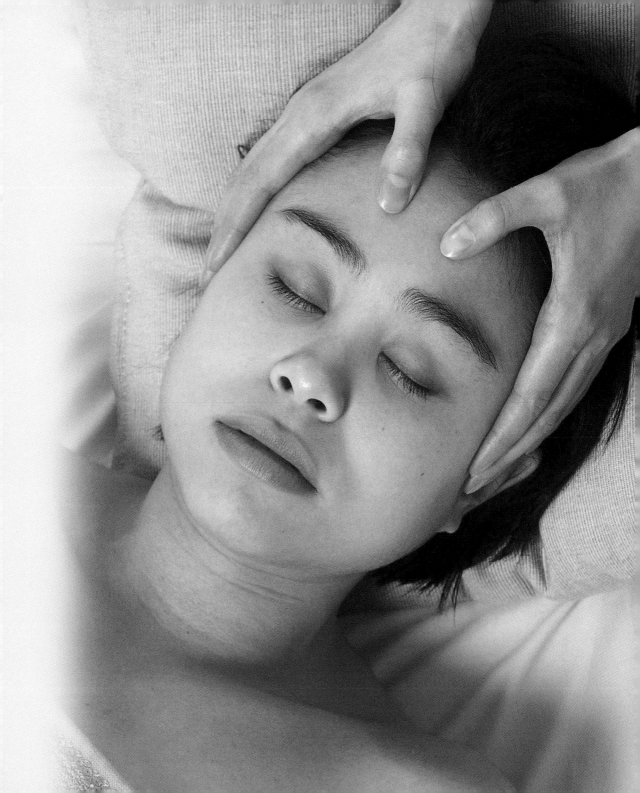

# Un movimiento de conexión

Este masaje abarca la parte superior del pecho, los hombros, el cuello y la cabeza en
un solo movimiento. Genera una conexión entre
la cabeza y el cuerpo, abre los hombros y alarga el cuello. A fin de aplicar diversos grados de
presión en los distintos momentos del masaje, el
movimiento de las manos debe ser firme, seguro
y regular. Mantenga las muñecas flexibles para
que las manos puedan deslizarse alrededor
de los hombros y por debajo del cuello.
Para hacer este masaje, arrodílle-
se o siéntese detrás de la cabeza de su compañero. Repita
tres veces.

1 MANOS APOYADAS EN EL PECHO *Inicie el movimiento
colocando las manos en el centro del pecho por
encima del esternón. Déjelas ahí unos instantes mientras
el compañero se relaja y respira profundamente.*

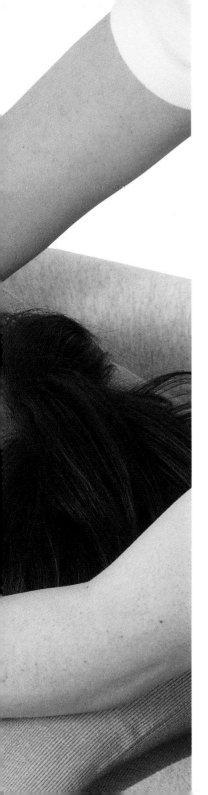

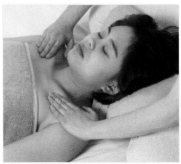

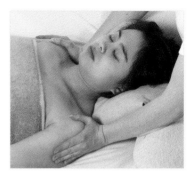

2 ENSANCHAR EL PECHO *Deslice las manos hacia arriba* recorriendo la parte superior del pecho hacia los hombros. Al hacerlo, aumente la presión para provocar un estiramiento relajante y ensanchar la parte superior del pecho.

3 RODEAR LOS HOMBROS *Al rodear los hombros, flexione las muñecas y disminuya la presión de las manos mientras las deslizar hacia la parte posterior del hombro y la base del cuello.*

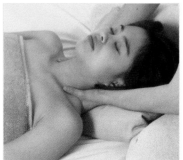

4 BASE DE LA NUCA *Estire las muñecas para colocar los* dedos bajo la espalda, de manera que apunten hacia abajo a ambos lados de la columna, mientras la nuca se apoya cómodamente en las palmas.

5 ESTIRAR EL CUELLO *Estire la nuca con las manos deslizando los pulgares hasta detrás de las orejas para alargarla con suavidad. Levante la cabeza ligeramente y saque las manos de debajo deslizándolas hacia arriba.*

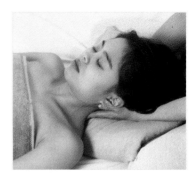

# Movimientos relajantes para cabeza y cuello

C ontinúe con el movimiento relajante de conexión (véanse pp. 86-87) centrando el masaje en el cuello con movimientos que alivian la tensión de los músculos que hacen girar la cabeza y la mueven hacia delante y hacia atrás. Además de aliviar la rigidez de este grupo muscular, un masaje en el cuello tiene otros efectos, porque una vez esta zona se afloja, la postura y

la estructura de todo el cuerpo empieza a relajarse. El cuello es el puente entre la cabeza y el cuerpo, y por lo tanto es la zona que vincula los procesos mentales y los físicos. Al aliviar las tensiones de la región del cuello y los hombros, quien recibe el masaje no sólo se siente relajado, sino también más completo e integrado.

Durante este movimiento, la mano ha de

## Aflojar la tensión del cuello

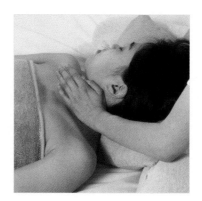

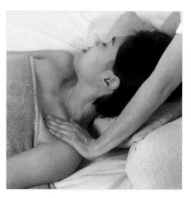

△ ANCLAR LA CABEZA *Para inmovilizar y preparar la cabeza para los siguientes movimientos, gírela y apóyela en la palma. Flexione los dedos anular y meñique por debajo del cuello para sostener la cabeza.*

△1 *Amolde la base de la mano a un lado del cuello, justo debajo de la base del cráneo. El resto de la mano debe estar ligeramente separada y flexionada. Deslice la base de la mano hasta la base del cuello con firmeza y suavidad.*

△2 *Aplane los dedos en la base del cuello y abarque el hombro con el resto de la mano; deslícela hacia el extremo del hombro, aumente la presión y empuje suavemente hacia abajo.*

amoldarse a los contornos del cuello y los hombros: se empieza presionando con la base de la mano, después con la palma y finalmente se deslizan los dedos hacia arriba con un solo movimiento largo y fluido, tres veces seguidas, a un lado del cuello. Después siga con un masaje del cuero cabelludo antes de repetir los movimientos en el otro lado.

*Seguir practicando*

Para perfeccionar el masaje de cuello es necesaria la práctica. Es un movimiento que entraña cierta dificultad, pues requiere manos y muñecas flexibles para que se adapten a los complejos contornos de esta zona y para alternar la presión de una mano a la otra de manera fluida. Cuando se logra, es uno de los movimientos más satisfactorios y relajantes.

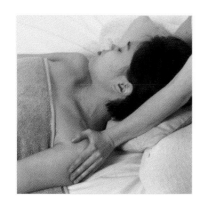

*3* *Flexione la muñeca y deslice la mano por encima y detrás del hombro para volver, en un mismo movimiento, al lado masajeado del cuello.*

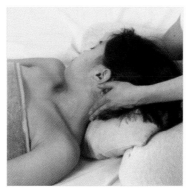

*4* *Ejerza una ligera presión con la punta de los dedos al deslizarlos hacia arriba para estirar el músculo del cuello. Amolde la mano a la cabeza y deslícela hasta separarla del cuerpo.*

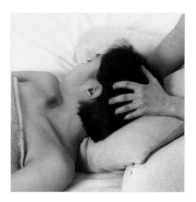

*5* *Antes de repetir esta secuencia en el otro lado, masajee este lado del cuero cabelludo hasta que la tensión desaparezca por completo. Con las puntas de los dedos haga pequeñas rotaciones hacia atrás.*

# Movimientos calmantes para el rostro

E l estrés cotidiano puede provocar que los músculos faciales se contraigan, causando tensión. Hábitos comunes como apretar los dientes o fruncir el ceño al intentar resolver un problema, aumentan esta tensión. La vista cansada también puede provocar tensión en la frente y formar arrugas alrededor de los ojos. Los movimientos del masaje facial calmante descritos aquí, sirven para eliminar dolores de cabeza, re-

lajar músculos tensos y restablecer el equilibrio físico y mental.

El rostro es una de las zonas más íntimas y personales del cuerpo, de manera que siempre hay que tocarlo con sensibilidad y cuidado. Antes de empezar, lávese las manos. Al masajear el rostro, las manos han de estar tibias y el toque debe ser suave. Amolde las manos a los contornos y muévalas al mismo tiempo para que siem-

## Frente y sienes

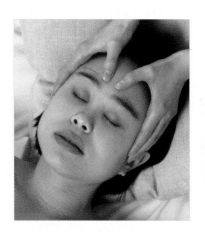

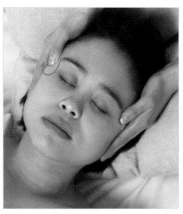

△ UN CONTACTO CALMANTE
Amolde las manos a ambos lados de la mandíbula. Mantenga el contacto unos momentos, hasta que la zona empiece a calentarse.

⚠1 Coloque los pulgares en el centro de la frente, con las manos suavemente apoyadas a ambos lados. Desplace los pulgares hacia el borde del rostro.

⚠2 Una vez allí masajee las sienes con los pulgares.

pre exista una simetría natural. Realice los movimientos con lentitud y una presión regular, desplazándolos de una zona del rostro a la otra y evitando los movimientos aleatorios. Intente que la persona se sienta lo más relajada posible asegurándose de que el entorno le resulte cómodo.

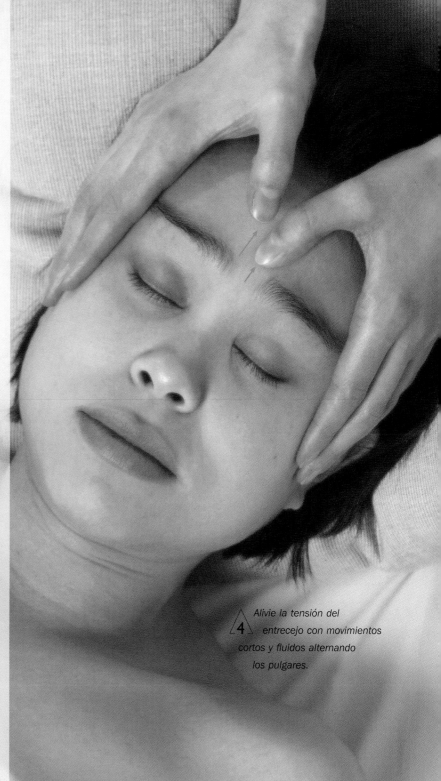

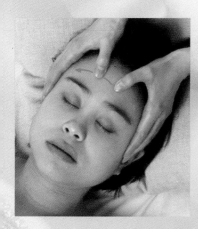

**3** Repita los pasos anteriores cada vez más arriba hasta que los pulgares hayan recorrido toda la frente.

**4** Alivie la tensión del entrecejo con movimientos cortos y fluidos alternando los pulgares.

## Cejas

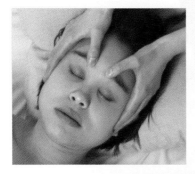

△1△ *Deslice los pulgares por las cejas con un movimiento fluido. Apoye las manos con suavidad a ambos lados del rostro, coloque los pulgares en el inicio de las cejas y deslícelos hacia fuera.*

2▷ *A medida que los pulgares se deslizan hacia el extremo de las cejas, reduzca la presión y masajee las sienes varias veces antes de separar las manos de la cabeza. Repita dos veces más.*

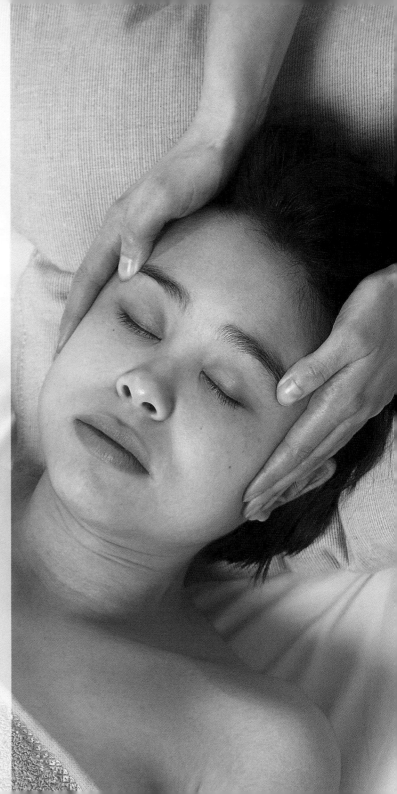

## Nariz y pómulos

Los pasos que aquí se muestran consisten en un único movimiento deslizante de los pulgares a lo largo de la nariz que recala en los pómulos antes de que las manos se separen del cuerpo tras recorrer la cabeza.

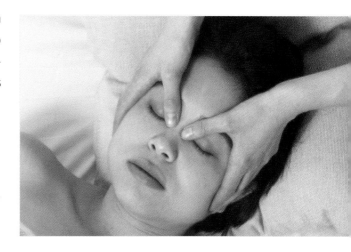

▷ *Empiece apretando con los pulgares a ambos lados del caballete de la nariz y deslice los pulgares hacia la base para terminar justo debajo de los pómulos. Presione el tejido donde termina el hueso con la punta de los pulgares.*

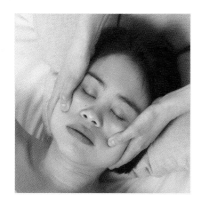

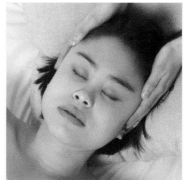

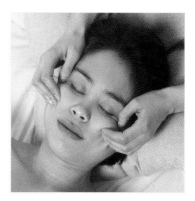

⟋2⟍ *Esta zona puede ser sensible, así que la presión ha de ser firme pero delicada. Cuando alcance los bordes del rostro, disminuya la presión y relaje las manos, amoldándolas a la cabeza.*

⟋3⟍ *Sin interrumpir el movimiento, deslice ambas manos hacia arriba y por las sienes antes de separarlas de la cabeza. Después vuelva a apoyar las manos en el rostro con suavidad para repetir los tres pasos dos veces más.*

⟋△⟍ RELAJAR LAS MEJILLAS *Este movimiento alivia la tensión de boca y mandíbula. Masajee las mejillas con pequeños movimientos rotatorios hacia atrás con la punta de los dedos, haciendo ondular los músculos. Trabaje bien todas las zonas.*

## Mentón y mandíbula

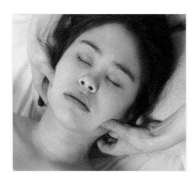

1 ◁ Use ahora los pulgares para aflojar la mandíbula. Céntrese en los fuertes músculos de ambos lados de la mandíbula. Masajéelos con movimientos circulares hacia atrás e indíquele al compañero que relaje la boca.

2 ▷ Deslice los pulgares de manera alternativa y masajee el mentón con movimientos rápidos descendentes. Sostenga la mandíbula suavemente con los dedos.

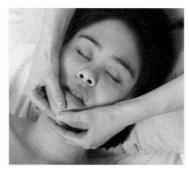

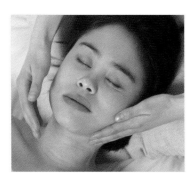

3 ◁ Relaje a su compañero acariciando los lados del rostro, primero con una mano y después con la otra desde el mentón hasta la mandíbula.

4 ▷ MASAJE DE OREJAS Sostenga las orejas con los índices y masajee bien los lóbulos con los pulgares para pasar a los bordes. Masajee los pliegues y detrás de las orejas. No introduzca los dedos en los oídos.

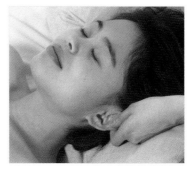

### Completar el masaje

Existen varias maneras de completar un masaje facial para que el resultado sea verdaderamente relajante. Peine suavemente el cabello con los dedos varias veces, como si arrastrara toda la tensión y la alejara del cuerpo. Después apoye las manos en el cráneo con suavidad y simétricamente durante un minuto, centrándose en este contacto antes de interrumpirlo lentamente.

Después del masaje, deje descansar a su compañero durante cinco o diez minutos para que pueda apreciar completamente sus efectos y disfrutarlos.

# Índice

# *Agradecimientos*

La autora desea agradecer a todo el equipo de Eddison Sadd por lo mucho que trabajaron en este proyecto, a Sue Atkinson por las bellas fotografías y a todos los modelos que participaron: Susan Atu, Geoffrey Burton, Alessandra Colangelo, Michael Cooper, Lesley Finn, Mark Gough, Sarah King, Makiko Parsons, Karen Watts y Paul Williams.

EDDISON•SADD EDITIONS

Editor jefe   Liz Wheeler
Editores   Nicola Hodgson and
           Jo Weeks
Corrector   Michele Turney
Indexador   Dorothy Frame

Director de arte   Elaine Partington
Director jefe de arte   Pritty Ramjee
Fotógrafa   Sue Atkinson
Ilustradores   Joanna Cameron and
               Aziz Khan

Producción   Karyn Claridge and
             Charles James